Jürgen Lueger

Heilung erwünscht!

Ein Leitfaden für Ihre Gesundheit,
...weil Gesundheit und Vitalität keine Glückssache sind

Zuverlässige bioenergetische Diagnostik, ursachenorientierte Therapie und stabile Gesundheit durch bio- bzw. quantenphysikalische Methoden, die Wichtigkeit von u.a. essenziellen Mikronährstoffen, Ernährung, Darmgesundheit, Entgiftung sowie viele unentbehrliche Tipps zur Heilung und Gesunderhaltung – basierend auf langjähriger erfolgreicher Praxis und Erfahrungen.

amadeus-verlag.com

Amadeus Verlag GmbH & Co. KG
Birkenweg 4
74579 Fichtenau
Fax: 07962-710263
www.amadeus-verlag.com
Email: amadeus@amadeus-verlag.com

Druck:
CPI – Ebner & Spiegel, Ulm
Satz und Layout:
Jan Udo Holey
Umschlaggestaltung:
Amadeus Holey

ISBN 978-3-938656-76-1

„Ich habe sämtliche Ausführungen in diesem Buch akribisch recherchiert und fasse darin meine jahrelange Erfahrung betreffend die Energiemedizin zusammen. Dennoch kann ich weder eine Haftung für die Vollständigkeit jedes Themengebietes noch für etwaige Fehler übernehmen.

Ausdrücklich weise ich darauf hin, dass die in diesem Buch vorgestellten Technologien aber auch die gesamte Energiemedizin, der Humanenergetik bzw. Alternativmedizin zuzurechnen sind. Diese werden von der schul- bzw. wissenschaftlichen Medizin nicht anerkannt, da die Wirkung schulmedizinisch als nicht erwiesen gilt. Dementsprechend stimmen zahlreiche Ausführungen in diesem Buch noch nicht mit der überwiegenden schulwissenschaftlichen Auffassung und Lehrmeinung überein. Bitte nehmen Sie beim Lesen darauf Bedacht, dass die Tätigkeit der Humanenergetiker eine personenbezogen ausgeübte Hilfestellung zur Erreichung einer körperlichen bzw. energetischen Ausgewogenheit ist. Keine der in diesem Buch dargestellten Methoden und Systeme sind dazu da, Diagnosen zu stellen oder Therapien und Behandlungen im medizinischen oder heilpraktischen Sinne durchzuführen bzw. diese zu ersetzen. Diese Tätigkeiten sind gemäß § 2 Abs. 2 des österreichischen Ärztegesetzes Ärzten vorbehalten. Umso wichtiger ist es – und dies festzuhalten ist mir ein besonderes Anliegen –, dass eine energiemedizinische Anwendung keinesfalls die Diagnose und die Behandlung durch einen approbierten Arzt ersetzt. Im besten Fall ergänzen sich beide Richtungen zum Wohle des Patienten.“

Jürgen Lueger

Inhaltsverzeichnis

Danksagung

Vorab möchte ich mich bei den Menschen bedanken, die mir überhaupt erst ermöglichten, dieses Buch zu verwirklichen. Hierzu gehören Katja Kutza und Jan van Helsing. Katja möchte ich meine tiefste Dankbarkeit aussprechen, weil sie den Hauptanteil daran trägt, dieses Buch entstehen und wachsen zu lassen. An Jan van Helsing geht ein weiterer großer Dank, denn er als Verleger gab mir die Möglichkeit, das Buch in seinem Verlag zu veröffentlichen. Danke auch an die tollen Gespräche, lieber Jan, auch wenn sie in letzter Zeit aus Zeitgründen sehr selten geworden sind. ☺

Außerdem danke ich Martina Heise für ihr Feedback zu diesem Buch.

Ich möchte mich weiterhin bei allen Klienten, Ärzten und Therapeuten bedanken, durch die ich sehr viel lernen durfte und auch in Zukunft noch sehr viel lernen werde. Ihr inspiriert mich immer wieder aufs Neue.

Genauso wie meine zahlreichen Lehrer. Euch gilt ein respektvolles Dankeschön für die guten Aus- und Weiterbildungen, die mich natürlich sehr bei meinem beruflichen Werdegang geprägt haben.

Natürlich geht ein großes sowie sehr liebevolles und herzliches Dankeschön an meine Lebensgefährtin Marina, meine Tochter Celina und meinen Sohn Elias, der in Kürze das Licht der Welt erblicken wird. Danke, dass ihr mir trotz manchmal sehr eingeschränkter Familienzeit den Raum gegeben habt, um dieses Projekt zu verwirklichen.

Und schlussendlich möchte ich mich bei meiner Mutter und meinem Vater bedanken – ohne Euch gäbe es mich nicht.

Vielen Dank!

„Zu sehen,
wie es den Menschen
schon durch kleine Veränderungen
körperlich und psychisch deutlich besser geht,
ist für mich die schönste Bestätigung.“

Jürgen Lueger

Vorwort

Man könnte meinen, wenn man dem Mainstream folgt sowie den öffentlichen Meinungen und Empfehlungen zum Thema Gesundheit, dass eine umfassende Heilung äußerst schwierig, ja sogar letztendlich unerwünscht ist und immer neue (Volks-)Krankheiten entstehen, an denen sich sehr gut verdienen lässt. Andererseits gibt es heutzutage – vor allem im Zeitalter des Internets – viele gute Informationen, Ratschläge sowie Therapieformen zu den verschiedensten Erkrankungen, meist jedoch sind diese leider ausschließlich symptombezogen oder decken in den meisten Fällen nur einen kleinen Teil des Beschwerdebildes ab. Oft wird Halbwissen verbreitet, das zu Selbstversuchen führt, welche nicht immer mit dem gewünschten Ergebnis einhergehen oder wichtige Untersuchungen verzögern. So ist es trotz zahlreicher Gesundheitstipps und Aufklärung dennoch schwierig, den für sich richtigen Weg zur Heilung oder Gesunderhaltung zu finden.

Hierbei möchte ich Ihnen gerne mit diesem Buch helfen…

Mittlerweile gibt es glücklicherweise immer mehr Therapeuten und auch Ärzte, die es sich zum Ziel gesetzt haben, die wirklichen Ursachen hinter den Krankheiten herauszufinden und ein ganzheitliches Bild eines Klienten zu zeichnen, um in der Folge eine umfassende Therapie anbieten zu können.

Natürlich kann nicht der einzelne Therapeut mit bestimmtem Fachgebiet alle Diagnose- und Behandlungsmethoden kennen und abdecken, aber eine ganzheitliche Sicht auf den Klienten und die Einbeziehung weiterer Diagnoseverfahren oder die Zusammenarbeit mit einem guten Netzwerk aus verschiedenen Ärzten und Behandlern wäre wünschenswert, optimal und hilfreich. Ich selbst habe mir ein solches Netzwerk im Laufe der Jahre aufbauen können, und es kommen mehr und mehr Gleichgesinnte (auch Ärzte) hinzu, mit dem Ziel, dem erkrankten Menschen wirklich und tiefgreifend helfen zu wollen, worüber ich mich sehr freue.

Deshalb soll dies nun auch kein Buch gegen die Pharmaindustrie oder gegen die Schulmedizin werden, denn diese sind ebenfalls wichtig und tragen zu unser aller Gesundheit bei, denn keine noch so gute naturheilkundliche Praxis kann die benötigten lebensrettenden Maßnahmen in einem wirklichen Notfall abdecken – schon alleine aus rechtlichen Gründen. Erste Hilfe zu leisten, wichtige Schritte einzuleiten und beflissen zu handeln – ja, das auf jeden Fall –, aber in wirklichen körperlichen Notfallsituation wie zum Beispiel einem Herzinfarkt, einem Schlaganfall, einem anaphylaktischen Schock oder einem Unfall, benötigt man geschulte und spezialisierte Ärzte mit deren Notfallmedizin.

Außerdem ist die heutzutage hochentwickelte Technik ein Segen, um detailliertere Diagnostiken durchzuführen, hier sei nur mal als Beispiel das Röntgenverfahren oder das MRT (Magnetresonanztomographie) erwähnt, bei denen man in den Körper hineinschauen kann. Auch können und dürfen Naturheilkundler keine Operationen durchführen. Hierzu erfordert es die Kompetenz eines Chirurgen und die dafür erforderliche Medizin, die wiederum aus wissenschaftlicher Forschung der Pharmaindustrie entstanden ist und welche immer weiterentwickelt wird.

Des Weiteren sei hier auch die Erfindung des Antibiotikums oder des Kortisons erwähnt. Dies sind Meilensteine in der Medizin und konnten über Jahrzehnte Leben retten. Wichtig hierbei ist natürlich ein vernünftiger Umgang mit solchen speziellen Mitteln, die ich persönlich als „Feuerlöscher" bezeichne: Den gefährlichen Hauptbrand können sie optimal löschen, aber die Ursachen dahinter und die Folgen der Löscharbeiten sowie die vielen einzelnen Schwelbrände kann anschließend wiederum die Naturheilkunde wunderbar diagnostizieren und beheben.

Ich habe demnach größten Respekt vor der Schulmedizin und befürworte generell und falls indiziert, Krankheitsbilder mit deren Methoden diagnostisch abzuklären und helfende Therapien in Anspruch zu nehmen, doch die Gesunderhaltung des Körpers, das Herausfinden der eigentlichen Ursachen und Blockaden kann – auch gerne parallel – ausschließlich durch die Naturheilkunde erfolgen, weil nur hier die Möglichkeit besteht, Krankheiten, auch mit chronischen Verläufen, weitestgehend nebenwirkungsfrei zu behandeln, Selbstheilungskräfte anzuregen und eine insgesamt und ganzheitlich positive Umstimmung des Körpers zu erreichen – wodurch Heilung entstehen kann.

In diesem Sinne weiß die Naturheilkunde um die besonderen Zusammenhänge zwischen beispielsweise Darmgesundheit und Allergien, Kieferfehlstellungen und Schwindel, den Bezug zwischen Zähnen und deren zuordneten Organen, Akupunkturpunkten und so vieles mehr.

Große Erfolge habe ich hier im Bereich der bio- bzw. quantenphysikalischen Methoden erleben dürfen. Auch ich durfte damals mit ihrer Hilfe eine komplette und tiefgreifende Heilung meiner schweren Neurodermitis-Erkrankung erfahren. Doch dazu später mehr, um nicht nur meinen Weg zum Therapeuten bzw. Bioenergetiker kurz zu beschreiben, sondern auch, um die vielen positiven Möglichkeiten der Bioenergetik vorzustellen.

Außerdem möchte ich Ihnen dieses Buch als Leitfaden an die Hand geben, um Ihnen auf Ihrem persönlichen Weg zu mehr Gesundheit und Lebensqualität zu verhelfen. Ich möchte hier aber keine wissenschaftlichen Abhandlungen thematisieren, sondern ein Buch verfassen, das allgemein verständlich erklärt, wie meine – zum Teil selbst entwickelten – Geräte zur Ursachenfindung und Behandlungsmethoden funktionieren. Hierzu gehören auch Tipps, die zu meinem Erfahrungsschatz und stetiger Weiterbildung und Weiterentwicklung gehören und die ich Ihnen nicht vorenthalten möchte. Diese umfassen Themen wie Ernährung, Nahrungsergänzungsmittel, Bewegung, Hormone, Kosmetik, Elektrosmog und so weiter.

Auf meinem Weg in meine eigene Gesundheit und zusammen mit den gemachten Erfahrungen durch meine Klienten, Ärzte, Doktoren, Professoren, Wissenschaftler und Techniker entstanden zahlreiche eigene Entwicklungen, um den Menschen ein breites Spektrum an gesundheitsfördernden und -erhaltenden Produkten anbieten zu können, deren Wirkweise ich außerdem beschreiben möchte, um Ihnen die Vielfalt der heutigen Möglichkeiten aufzuzeigen.

Wir können alle sehr viel tun, um unsere Gesundheit und Vitalität wiederzuerlangen oder zu erhalten, und alles, was man dafür braucht, ist das Wissen über wichtige Zusammenhänge der Körperfunktionen sowie grundlegende Kenntnisse über die verschiedensten Möglichkeiten, das Körpersystem sowie zusätzlich unsere Seele und unseren Geist zu unterstützen – und letztendlich der Wille jedes Einzelnen, Veränderungen zuzulassen und sich den vielfältigen alternativen Methoden zu öffnen. Hierbei, liebe Leserinnen und Leser, soll Ihnen das vorliegende Buch helfen und Ihnen positive Anregungen geben.

Noch einen Satz zum Inhalt des Buches: Wer mein erstes Buch „*Glauben Sie noch an den Weihnachtsmann?*" kennt, wird einige der Informationen in diesem Buch wiedererkennen, welche ich überarbeitet und ergänzt habe.

Ich wünsche Ihnen von Herzen viel Freude beim Lesen und zahlreiche gute Erkenntnisse, die auch Ihnen zu einer gesünderen Lebensqualität verhelfen mögen.

Ihr *Jürgen Lueger*

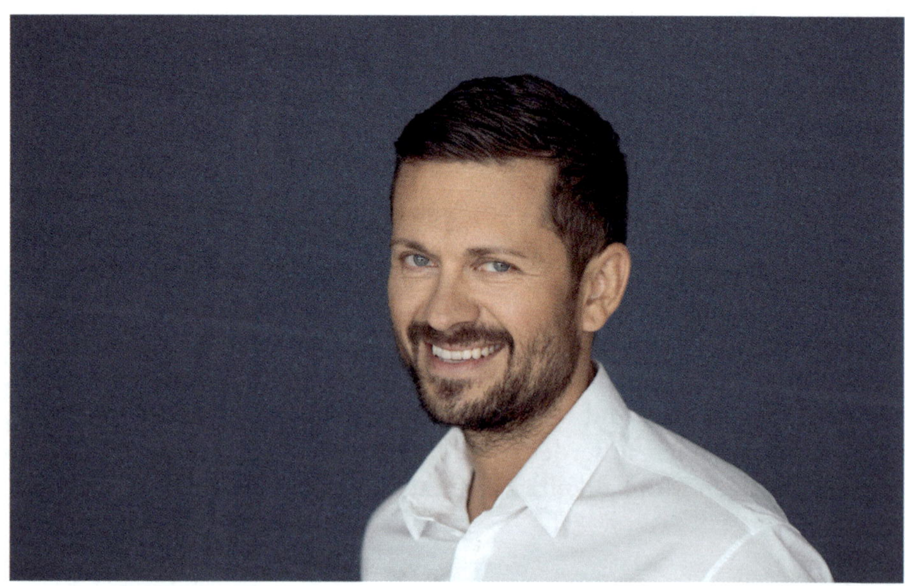

Meine eigene Heilungsgeschichte

Um meine grundlegende Motivation, anderen Menschen zu mehr Gesundheit, Vitalität und Lebensqualität verhelfen zu wollen, besser zu verstehen, möchte ich Ihnen vorab meine eigene Krankheitsgeschichte erzählen und mit welchen Methoden sowie Therapien ich meine eigene Heilung fand. Auch ich war einst der Verzweiflung nahe und glaubte zwischendurch nicht mehr, dass mir jemals irgendjemand oder irgendetwas wirklich dauerhaft helfen könnte. Zu viele Ärzte hatten zu viel versucht, was höchstens kurzfristige Linderung, aber keine Ausheilung brachte.

Aber von vorne: Ich wurde 1982 in Salzburg als einziger Sohn beziehungsweise einziges Kind geboren. Keine zwei Monate alt, begann die Neurodermitis auf der Innenseite des rechten Handgelenks und wurde immer schlimmer – bis sie mich im Alter von fünf Jahren von Kopf bis Fuß plagte. Der Juckreiz war so groß, dass meine Mutter mir von klein auf nachts Handschuhe anziehen musste, damit ich mir nicht permanent die sowieso schon stark lädierte und zusätzlich noch schmerzende Haut blutig kratzte. An diesen ständigen fürchterlichen Juckreiz in meiner Kindheit, der aber auch mit einem Brennen einherging, kann ich mich noch gut erinnern – und natürlich daran, wie sehr ich bereits als Kleinkind darunter litt. Die juckende Haut war sehr trocken und musste ständig eingecremt werden, was äußerst unangenehm war, weil dabei der Juckreiz wieder aufkam beziehungsweise die dünn gewordene Haut bei Berührung sehr schmerzte. Ich vergoss in meiner Kindheit unendlich viele Tränen, war oft wütend, dass ich diese Krankheit hatte und litt wirklich sehr darunter.

Am Meer allerdings ging es mir immer sehr viel besser, dafür im Hochsommer durch das vermehrte Schwitzen und im Winter durch die trockene Heizungsluft um einiges schlechter. Auch Stressfaktoren, äußere Lebensumstände, Umweltgifte, Infekte usw. machten kleine Heilerfolge oft wieder zunichte, was mich auch immer wieder sehr entmutigte.

Chronisch Kranke kennen das sicher sehr genau: Die äußeren und inneren Faktoren, die eine Krankheit zeitweise verbessern, aber auch verschlimmern können und die man bestmöglich versucht zu fördern beziehungsweise zu meiden.

Meiner Mutter bin ich daher sehr dankbar für ihre Fürsorge und ihre Geduld mir gegenüber. Sie war immer für mich da, hat mich getröstet und mit mir die verschiedensten Ärzte konsultiert, um mir endlich Linderung zu verschaffen. Heilung, das wurde auch ihr schnell klar, gab es in meinem Fall wohl leider nicht, dennoch gab sie nie auf und versuchte alles, um mir zu helfen und suchte fortwährend nach neuen Therapien.

Ein einschneidendes Erlebnis, das die Neurodermitis rapide verschlimmerte, war die Scheidung meiner Eltern, als ich fünf Jahre alt war. Hier kam noch der psychosomatische Effekt zum Tragen: die Traurigkeit über die Trennung der Eltern, die Schuldgefühle, die man als Kind deswegen hat und letztendlich der Stress damit. Die Wunden, die in dieser Zeit – teilweise unbewusst – in mir entstanden, zeigten sich von nun an extrem auf meiner Haut. Im Nachhinein und aus heutiger Sicht war es sehr wichtig für mich und meine Heilung, auch diese Themen nach und nach aufzuarbeiten und mit den Geschehnissen aus der Kindheit Frieden zu schließen.

Besser ging es mir allerdings, als meine Mutter wieder einen neuen Partner an ihrer Seite hatte, der immer für mich da war und mich sehr unterstützte, wofür ich auch ihm sehr dankbar bin. Mir – und meiner Haut – hatte anscheinend sehr der männliche elterliche Part in meinem Leben gefehlt und die dadurch resultierende väterliche Liebe und Anerkennung. Daraus entstand für mich sehr schnell die Sichtweise, dass es für eine ganzheitliche Heilung von großer Bedeutung ist, nicht nur die körperlichen Symptome anzuschauen und zu therapieren, sondern ebenso die seelischen und geistigen Ursachen, die eventuell dahinter schlummern.

Doch zurück zu meiner Kindheit: Als wenn ich nicht schon gestraft genug gewesen wäre, wurde es in meiner Schulzeit, vor allem in der Pubertät, richtig schlimm. Denn in dieser Zeit quälten mich nicht nur die körperlichen Beschwerden, sondern auch die seelischen Grausamkeiten mancher Mitschüler, die mich hänselten und aus ihrer Gemeinschaft ausschlossen. Ich fühlte mich lange Zeit wie ein Aussätziger, mit dem kaum jemand – außer ein paar wenigen Freunden – zu tun haben wollte. Wenn ich traurig in den Spiegel schaute, konnte ich sie ja sogar verstehen, denn schön war mein Anblick nun wirklich nicht, und dazu kamen auch noch die Ängste der anderen, sich womöglich bei mir anstecken zu können, was natürlich völlig unbegründet war. Dies alles schürte damals den tiefen Wunsch in mir nach vollkommener Heilung dieser Krankheit. Irgendwie, da war ich mir sicher, würde ich es schaffen, völlig gesund zu werden. Es war ein tiefes Bauchgefühl, dass es auf jeden Fall Methoden und Therapien oder ähnliches geben musste – irgendetwas, das ich noch nicht benennen konnte –, welches mich für immer von meinen Beschwerden heilen würde...

So machte ich eine Ausbildung als Kosmetiker, unter anderem mit der Motivation, die schlimme Haut möglichst schonend aber effektiv überschminken zu können, um meinen Mitmenschen, aber vor allem mir selbst, den Anblick zu ersparen. Natürlich änderte das nichts an dem Krankheitsbild und meinem Leiden. Weil ich jedoch merkte, dass mir das Arbeiten mit und am Menschen sehr gefiel und um meinen beruflichen Horizont zu erweitern sowie selbständig arbeiten zu können, kamen die Meisterprüfung und Weiterbildungen zum Fußpfleger und Masseur noch hinzu. Meine Berufswahl und Ausbildungen hatten schon damals viel damit zu tun, anderen Menschen zu helfen und dabei vor allem in direktem Kontakt mit ihnen zu sein.

Je älter ich also wurde, machte ich mich immer mehr – mit großartiger Unterstützung meiner Mutter und meinem Stiefvater Ralph – auf die Suche nach Heilung. Erst einmal hauptsächlich wegen mir selbst, aber auch schon mit Blick auf andere Menschen und deren Beschwerden, mit denen ich in meinem Beruf täglich konfrontiert wurde.

Zuvor war ich mit meiner Mutter schon oft bei alternativ arbeitenden Ärzten und Naturheilkundlern gewesen. Vor allem die Naturheilkunde, das merkte ich schnell, brachte mir zumindest zeitweise Linderung – immerhin. Deshalb stand bei mir außer Frage, dass ich keine schulmedizinische, sondern eine naturheilkundliche Ausbildung anstrebte.

Weshalb ich meine Aufmerksamkeit außerdem auf eine ganzheitliche Betrachtungsweise des Körpers lenkte, war die in recht jungen Jahren wichtige Erkenntnis, dass eine Salbe niemals das ursächliche Problem einer Hauterkrankung heilen kann, weil die Haut sich von innen nach außen erneuert und wächst. Da hilft es nicht beziehungsweise kann es nur die Symptome lindern, wenn ich lediglich ein Mittel von außen anwende. Ich wusste, ich brauchte einen anderen Ansatz, nämlich die Ursachen in meinem Körper zu finden und zu heilen. Deshalb hatten mir die naturheilkundlichen, ganzheitlichen Ansätze auch immer die stärkste Linderung gebracht, wenn auch keine endgültige Heilung – da mussten einfach mehr Faktoren beachtet werden, da war ich mir sicher und suchte weiter...

In dieser Lebensphase las ich unzählige Bücher (heute habe ich über 1.000 Fachbücher, die ich tatsächlich alle gelesen habe, wenn auch einige nur im Schnelldurchlauf...), und ich blicke mittlerweile auf circa 80 Ausbildungen, Weiterbildungen, Kurz- und Langzeit-Seminare sowie Kennenlernen der verschiedensten Heilmethoden, auch mit Hospitation in diversen Praxen im In- und Ausland, zurück. Über eine halbe Million Euro habe ich bislang in meine Aus- und Weiterbildung investiert und werde nicht müde, weiterhin offen für neue Therapieformen zu sein und mich darin, wenn nötig, ausbilden zu lassen. Heute bin ich zertifizierter Humanenergetiker, Kinesiologe, Holopath und Dozent an der Paracelsus-Heilpraktiker-Schule in Freilassing – eben ein ganzheitlicher Gesundheitscouch beziehungsweise Bioenergetiker.

Aber noch einmal zurück zu meinem Weg: Nachdem ich nun immer mehr über die Funktionsweisen des Körpers wusste und mir unzählige

Behandlungsansätze angeschaut hatte, konnte ich mir selbst mehr und mehr helfen – allerdings probierte ich auch wirklich alles an mir aus, was ich als wirksam einstufte. So machte ich neben negativen Erfahrungen auch viele positive, was mich freute und in meinem ganzheitlichen Ansatz bestätigte.

Um diesen langen Heilungsweg etwas abzukürzen, möchte ich erwähnen, dass mir unter anderem und am effektivsten eine Darmsanierung, eine Ernährungsumstellung, eine Entgiftung, die Einnahme der mir fehlenden essenziellen Vitalstoffe, diverse biophysikalische Methoden und eine „Gedankenhygiene" geholfen haben. Zu all diesen Faktoren werden Sie im Laufe dieses Buches noch viel mehr erfahren. Es war eine Kombination aus verschiedenen Therapiemethoden, die mir nach und nach meine komplette Heilung bescherten, unter anderem brachten mich der Brottrunk und Fermentgetreide einen rasanten Schritt in Richtung Heilung voran. Viel Selbstdisziplin, Selbstverantwortung und Selbstvertrauen waren meinerseits vonnöten, und ich hatte zahlreiche Erstverschlimmerungen und Rückschläge – aber ich wusste zu jeder Zeit, dass ich mich auf dem richtigen Weg befand, weil die stetigen Verbesserungen bis zur vollständigen Genesung immer stärker spür- und sichtbar wurden.

Für einen Brottrunk wird ein nach speziellem Rezept gebackenes Biobrot mit Natursauerteig für die Dauer von sechs Monaten zum Gären gebracht. Durch die danach gefilterte Flüssigkeit entsteht der Brottrunk, der ähnlich dem Sauerkrautsaft recht sauer schmeckt.
Durch den Gärungsprozess entstehen gesunde, rechtsdrehende Milchsäurebakterien, welche eine entsäuernde Wirkung auf den Körper und Darm haben sowie eine probiotische auf die Darmschleimhaut, was eine verbesserte Immuntätigkeit zur Folge hat. Somit wirkt der Brottrunk sekundär über den Darm heilungsfördernd bei Neurodermitis.
Des Weiteren wirken die rechtsdrehenden der meist zu viel im Körper vorhandenen – meist linksdrehenden – Milchsäurebakterien entgegen. Hierdurch wird eine bessere Entsäuerung und Entschlackung erreicht, welche viele Beschwerden verschwinden lässt.

Auch bei der Tumortherapie sind rechtsdrehende Milchsäuren äußerst wichtig, da man festgestellt hat, dass um einen Tumor herum viele linksdrehende Milchsäurebakterien haften, die wie eine Barriere auf das Immunsystem wirken und es demnach nicht mehr regulierend eingreifen kann.
Doch neben der positiven Wirkung der rechtsdrehenden Milchsäurebakterien und der probiotischen, enthält Brottrunk viele Spurenelemente und Aminosäuren sowie die Vitamine A, B, C, D und K sowie zahlreiche Mineralstoffe und Enzyme.
Heutzutage gibt es außerdem ein Präparat, das „Regulatpro Bio", das sicher schmackhafter ist, wenn man den Brottrunk nicht mag. Ich persönlich mochte ihn nie, aber der positive Effekt auf meine Heilung ließ ihn mich tapfer trinken…
Fermentgetreide ist das, was nach der Gewinnung von Brottrunk zurückbleibt, getrocknet wird und ebenso vitamin- und mineralstoffreich ist.

Nach meiner vollständigen Heilung im Alter von etwa 20 Jahren und während der Zeit meiner Ausbildungen wurde mir mehr und mehr klar, dass ich dieses Wissen umsetzen wollte, um anderen Menschen zu helfen, ihre Gesundheit wiederzuerlangen oder zu erhalten, und ebenso wusste ich bereits sehr früh, dass ich mein Wissen für die Entwicklung eigener Befundungs- und Therapiemethoden nutzen wollte – und das mit meiner ganzen Motivation und von ganzem Herzen.

So begann schon während meiner Heilungsphase mein Weg zum Bioenergetiker.

Mein Weg zum Bioenergetiker

Mit fortschreitender Heilung und während dem Erlernen diverser Therapiemethoden, mit jedem Buch, das ich las und durch die vielen Ärzte und Behandler, deren Methoden ich während dieser Zeit kennenlernte, wurde – wie erwähnt – mein Forschungsdrang immer größer, um ein eigenes Befundungs- und bioenergetisches Verfahren zur Wiedererlangung und Erhaltung der Gesundheit zu entwickeln. Dies geschah nicht über Nacht, sondern entwickelte sich im Laufe der Zeit – unter anderem aus Fehlschlägen bei meiner eigenen Heilung. Ich lernte Behandlungsmethoden kennen, die mir zwar vorübergehend halfen, aber nicht das gewünschte Heilergebnis brachten, wie zum Beispiel die klassische Bioresonanz. Dies ist eine wirklich gute Therapiemethode und hierbei hatte ich auch deutliche positive Reaktionen, die jedoch nicht dauerhaft anhielten und mir nicht die gewünschte durchgreifende Wirkung brachten.

Schnell wurde mir klar, dass es viel effektiver sein würde, eine Methode in Anlehnung an die Bioresonanz, jedoch modifiziert und auf jeden Fall ohne Strom, ohne Akku und ohne Batterien zu verwenden. Gerade bei Menschen, die sensibel auf Elektrosmog reagieren, wäre dies – so meine Vision – die optimale Methode, weil sich kein Störfeld durch diese Geräte aufbauen würde. Hauptsächlich ging es mir dabei jedoch darum, eine Befundungs- und Therapiemethode zu entwickeln, die im feinstofflichen Bereich arbeitet, eben dort, wo die Krankheitsursachen entstehen und meiner Meinung nach auch behoben werden sollten.

So kam es, dass mich mein Weg oder Schicksal zu genau den Menschen führte, die meine Idee, die Logik und die Effektivität dahinter erkannten und mir Stück für Stück halfen, mein erstes Test- und Therapiegerät zu entwickeln und später noch zu modifizieren. Es waren Naturheilkundler und Ärzte, die mir mit ihren Erfahrungen, aber auch Anforderungen an ein solches Gerät, mit Rat und Tat zur Seite standen sowie Wissenschaftler, Forscher und Techniker.

Im Laufe der Zeit entstanden somit mein selbstentwickeltes *Symbio-Harmonizer-M.E.D.*-Gerät, welches mittlerweile viele hunderte Ärzte, Professoren und Therapeuten in ihren Praxen nutzen. Andere, von mir geprüfte und für gut befundene Fremdgeräte kamen hinzu, und ich werde nicht müde, mir weiterhin neueste Techniken anzuschauen und gegebenenfalls in mein Angebot aufzunehmen. So habe ich zurzeit etwa 20 verschiedene biophysikalische Mess- und Therapiegeräte, die ich in meinem Institut nutze, um Ursachen einer Erkrankung aufzuspüren sowie zu Behandlungszwecken.

Weiteren eigenen Entwicklungen liegt meine *Symbioceutical-Harmonizer-Methode* zugrunde, die zu einem besseren Raumklima beitragen und – nicht nur – Elektrosmog harmonisieren, die Wasser und Nahrung energetisieren, ein kleines Therapiegerät für zu Hause und andere Helfer für unser Heim und das Auto, auf deren Wirkweise ich später detaillierter eingehen werde.

Weiterhin entstanden in dieser Zeit Nahrungsergänzungsmittel in einer besonderen Qualität. Auch hier flossen meine Erfahrungen und mein Wissen mit ein, welches sie qualitativ deutlich von vielen anderen Produkten unterscheidet, doch auch dazu später mehr, genauso wie zu den mittlerweile zahlreichen entwickelten Kosmetik- und Pflegeprodukten.

Der *Symbio Harmonizer M.E.D.*, welches gänzlich ohne Strom, Akku oder Batterie auskommt und dennoch nachweislich innerhalb von 30 Minuten eine Allergie und Unverträglichkeitssymptome in 95% aller Fälle vollkommen beseitigen kann, möchte ich Ihnen zum besseren Verständnis kurz beschreiben: Bevor das Gerät zum Einsatz kommt, werden mittels Kinesiologie (Muskeltest) die Hauptallergene ausgetestet sowie vom Klienten mitgebrachte bekannte Allergieauslöser. Die (Lebens)mittel, die nun tatsächlich als allergieauslösend getestet wurden, werden in einer Ampulle in das Gerät – in die davor vorgesehene sogenannte Wabe – gelegt. Der Klient liegt dabei bequem und entspannt auf einer Liege und wird mit Hilfe von Fuß- und Handelektroden mit dem Gerät verbunden. Anschließend wird *der Symbio Harmo-*

nizer M.E.D. zur Harmonisierung der Allergie(n) gestartet, was etwa 30 Minuten in Anspruch nimmt. Wenn die Anwendung beendet ist, werden die Kabel entfernt und die allergieauslösenden Mittel nochmals nachgetestet und gegebenenfalls nachtherapiert. Meist jedoch sind diese Allergene nachweislich komplett beseitigt und der Körper zeigt keine Reaktion mehr. So kann ein Allergiker zum Beispiel von einem Apfel vor der Therapie heftigste Reaktionen bekommen und ihn 30 Minuten später völlig beschwerdefrei essen – was für viele an ein Wunder grenzt, jedoch auf Grundlage der quantenphysikalischen Methode belegbar ist.

Natürlich war die Entwicklung und das Anfertigen dieser Geräte nicht immer gleich von Erfolg gekrönt, es gab einige Einbrüche, Rückschläge (ganz abgesehen von der ein oder anderen Finanzierung, die erbracht werden musste) und viel Ausprobieren, bis das gesamte Team mit den Ergebnissen zufrieden war und diese ausgiebig erfolgreich getestet hatte.

Im Jahr 2009 eröffnete ich mein Institut für Bioenergetik mit Fremdgeräten, welche sehr gut waren, aber in mir den Ehrgeiz zur Entwicklung von eigenen Geräten weckten. Die Erfahrungen, die ich in dieser Zeit machen durfte – positive wie negative –, halfen mir sehr bei der Entwicklung meines eigenen beschriebenen Mess- und Therapiegerätes, welches ich ab 2014 endlich für meine Klienten nutzen konnte. Auf diese Weise ergänzten sich Therapeut und Therapierte sehr positiv: Meine Klienten hatten den Vorteil, meine neueste Technik zu nutzen, und ich sah, wieviel Erfolg ich damit hatte, was mich in meiner Arbeit und Forschung weiter antrieb. Es war ein unglaublich beglückendes Gefühl, wenn ich sah, wie effektiv ich testen und therapieren konnte. Ich hielt oft inne und war sehr dankbar dafür, dass ich und mein Team diese spezielle biophysikalische Methode hatten entwickeln dürfen. Vor allem bin ich dankbar für die hervorragende Hilfe von meinem Geschäftspartner Gerald Spiss, der meine Ideen mit seinem Technik-Know-How immer bestens in reale Materie umsetzt.

Er kam als Klient zu mir und war auch längere Zeit bei mir in Behandlung, wobei es ihm stetig besser ging, bis alles ausgeheilt war. Er lernte meine Therapie-Methoden kennen und natürlich interessierte ihn als Techniker die Funktionsweise der Geräte, die ich nutzte. So kamen wir mehr und mehr ins Gespräch und ich erzählte ihm im Laufe der Zeit einmal von meiner Idee, ein Gerät zu entwickeln, das ohne Strom, Batterien oder Akku funktionieren sollte. Auch alle anderen Anforderungen an ein solches Gerät wurden besprochen und diskutiert.

Es war kaum zu glauben, aber nur vier Wochen später war der erste Prototyp fertig, mit welchem wir bereits Testungen durchführen konnten. Und es geschah genau so, wie man sich die Entwicklung großartiger Erfindungen vorstellt: Im privaten Keller und Wohnzimmer wurde probiert, geschraubt, wieder zerlegt und weiter getüftelt.

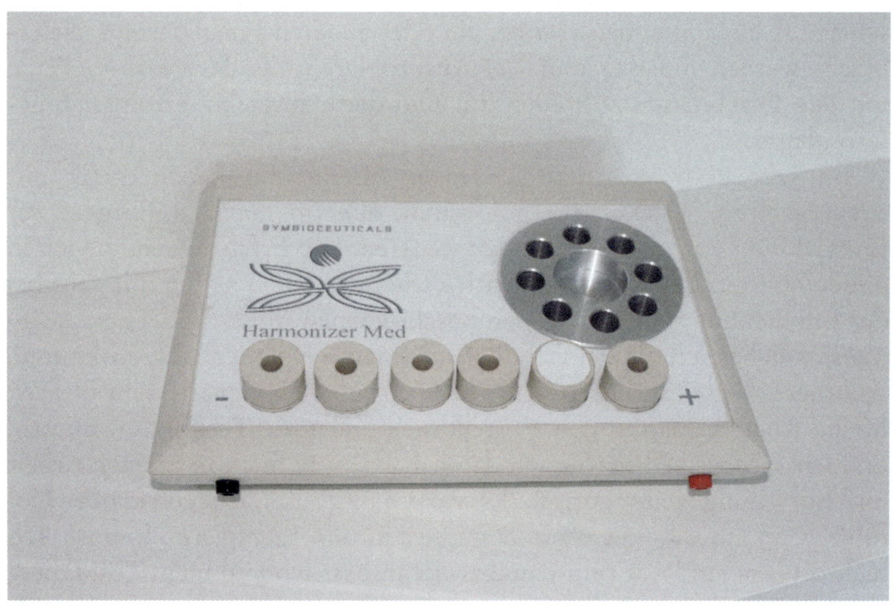

Abb. 1: Den erste Prototyp des Symbio Harmonizer M.E.D.

Auch heute noch bin ich dankbar, dass das Leiden in meiner Kinder- und Jugendzeit einen tieferen Sinn hatte und ich gerade deshalb diesen Weg gehen musste und durfte, damit ich einmal vielen Menschen helfe, zurück in ein gesundes Leben zu finden. Außerdem macht es mir sehr viel Freude, diese Therapiemöglichkeiten in Seminaren und Ausbildungen selbst weitergeben zu dürfen, sodass in der Zwischenzeit bereits zahlreiche Naturheilkundler, Humanenergetiker und Ärzte ebenfalls erfolgreich mit dieser biophysikalischen Messmethode arbeiten.

Für alle, die es interessiert, wie diese Methode funktioniert und welche zum Teil wissenschaftlichen Erkenntnisse ihr zugrunde liegen, machen wir im nächsten Kapitel einen kurzen Ausflug zu den biophysikalischen Wirkweisen.

Bio- oder quantenphysikalische Methoden – Wie funktionieren sie?

Im fernen Osten wussten die behandelnden Therapeuten bereits vor über 2.000 Jahren von der Existenz des energetischen Körpers, der unsere physikalische Hülle umgibt. Oftmals wird dieser auch als „Energiefeld“ des Menschen bezeichnet. Dieses Energiefeld entspricht den Lebensenergie-Konzepten der östlichen Medizin. Die Lebensenergie, wie beispielsweise das chinesische Qi, spielt in der Traditionellen Chinesischen Medizin (TCM) oder bei anderen alternativen Heilmethoden wie Akupunktur, Ayurveda oder Yoga die zentrale Rolle. Dies führte im fernen Osten zu einer komplett anderen Entwicklung und Auffassung der Medizin, die viele Menschen in westlichen Ländern nur zögerlich oder gar nicht annehmen wollen. Getreu dem Motto: Wir glauben nur, was durch wissenschaftliche Doppelblindstudien bewiesen wurde – alles andere ist nicht wahr!

Wir Europäer fragen nach Inhaltsstoffen und ihrer biochemischen oder pharmazeutischen Wirkung. Dabei sollten wir wissen, dass Materie ohne Energie und Information nicht lebensfähig ist. Alles Stoffliche wird bis in das allerkleinste Detail analysiert und erforscht. Doch trotz aller Wissenschaft gibt es mehr und mehr Menschen, die Alternativen suchen, weil ihnen ab einem bestimmten Punkt die konventionelle Medizin nicht mehr helfen kann. Dort, wo die hochtechnische Medizin und die kreative Biochemie an ihre Grenzen stößt, ist mittlerweile Platz für eine noch junge Sparte der Medizin: Der Energie-Medizin.

Hier ist es tatsächlich der Quantenphysik und der Biophotonen-Therapie zu verdanken, dass viele Zweifler zunehmend zum Umdenken getrieben werden und sich vermehrt fragen, ob es denn nun doch einen Zusammenhang zwischen dem Energiefeld und der Gesundheit des Menschen gibt.

Der deutsche Biophysiker Fritz-Albert Popp hat in den 1970er-Jahren nachgewiesen, dass lebende Körperzellen Licht abgeben. Unglaublich, aber wahr: Es ist Licht in unseren Zellen! Dieses Licht ist sehr schwach, vergleichbar mit einem Kerzenlicht in etwa 20 Kilometer Entfernung. Popp prägte dabei den Begriff der „Biophotonen". Spannend hierbei ist, dass das Licht hochgeordnet und stabil ist wie das eines Lasers – und nicht zu vergleichen mit dem einer Glühbirne.

Diese Eigenschaft des hochgeordneten Lichtes ist entscheidend, denn nur mit diesem ist Information übertragbar, beispielsweise wie beim sogenannten Brennen der Informationen auf eine DVD oder CD. Außerdem ist es wichtig für die Neubildung der etwa 10 Millionen Zellen, die pro Sekunde in unserem Körper sterben. Hier muss der Organismus Zellen in der richtigen „Programmierung" schnellstmöglich nachliefern. Die hierfür erforderlichen Informationen bedürfen der Geschwindigkeit des Lichts – diesen Prozess bezeichnet Fritz-Albert Popp als die wichtigste Funktion der Biophotonen, weil alle Zellen durch eben diese miteinander kommunizieren sowie biologische Prozesse steuern. Über biochemische Kanäle wäre dies in dieser Lichtgeschwindigkeit niemals möglich. Unser „Lichtstoffwechsel" wird wiederum durch die Sonne genährt. So gelangt die Sonnenenergie über die Nahrung, die Haut und die Augen zu den Zellkernen, und jeder lebende Organismus erhält hierdurch die Biophotonen-Strahlung.

Die Erkenntnis der Biophotonen-Strahlung nutzt man heute in der Medizin, um die Vitalität auf Zellebene zu messen. Ob nun Zellen gesund, krank oder tot sind, lässt sich daran erkennen, ob sie Licht speichern und abgeben können. Popp stellte unter anderem fest, dass eine Krebserkrankung eine veränderte Lichtemission zeigt. Bemerkenswert hierbei ist, dass sich die Lichtemission nicht auf das erkrankte Organ bezog, sondern auf den gesamten Organismus.

Und hier kommt der therapeutische Ansatz der alternativen Medizin zum Tragen, nämlich dass bei einer Erkrankung immer der gesamte Organismus behandelt werden muss, nicht nur die Symptome oder das jeweilige Organ, welches diese zeigt. Wenn nämlich der Energiefluss bzw. der energetische Körper gestört ist, führt dies auf materieller Ebene, also im Körper, zu Krankheiten. Gesundheit hingegen ist die Fähigkeit des Körpers, sich selbst zu regulieren. In der heutigen Zeit wird diese Selbstregulation zunehmend schwieriger, da wir nicht mehr die erforderlichen Nährstoffe durch unsere Nahrung bekommen, zum Teil sehr starken Umwelteinflüssen wie Schadstoffen, Feinstaub und Elektrosmog ausgesetzt sind und auch hochfrequenten Wellen nicht ausweichen können. Doch dazu später mehr…[(1)]

Durch die Forschungen von Fritz-Albert Popp wissen wir nun, dass unseren Organismus eine Lichtstrahlung umgibt. Über dieses sogenannte Kraftfeld können Informationen zum Beheben von organischen Funktionsstörungen über bestimmte Schwingungen und Frequenzen eingeschwungen werden. So basieren die Methoden der Bioenergetik auf der Erkenntnis, dass alles eine bestimmte (Licht-)Schwingung hat, auch feststoffliche Materie, demnach jeder Stein, jeder Baum, jeder Mensch, jedes Tier, jede Pflanze und sogar zum Beispiel ein Tisch. Feststoffliche Materie, wie zum Beispiel das Holz von besagtem Tisch, hat eine dichtere Schwingung als eine Pflanze oder gar die Seele, das menschliche Bewusstsein, der Geist. Bezogen auf den Körper hat dieser natürlich auch eine Schwingung, die von Mensch zu Mensch variiert, weshalb bio- oder quantenphysikalische Methoden immer sehr individuelle Befundungsverfahren darstellen. Wird nun ein Körperteil oder ein Organ krank – wofür es unzählige Ursachen geben kann, wie zum Beispiel ein Mangel an essenziellen Mikronährstoffen –, schwingt dieses anders, niedriger, was man sehr gut messen und somit lokalisieren kann.

Zugegeben, es klingt ein wenig nach Esoterik und Grenzwissenschaften, jedoch kann man dies sehr konkret und wissenschaftlich messbar belegen: Jede einzelne lebende Zelle ist von einem Energiefeld (bzw. Licht) umgeben, welches elektromagnetisches Potenzial aufweist. Alle Zellen zusammen erzeugen deshalb im gesamten Körper ein bioenergetisches Feld, welches messbar ist. Genaugenommen sind es elektromagnetische Frequenzmuster, die bestimmte Auswirkungen auf den Körper haben.

Man könnte nun meinen, dass dies alles ganz neue Entdeckungen sind, doch schon Einstein fand heraus, dass Materie in Energie und

Energie in Materie umwandelbar ist. Seine quantenphysikalischen Erkenntnisse liegen demnach ebenso der Bioenergetik zugrunde.

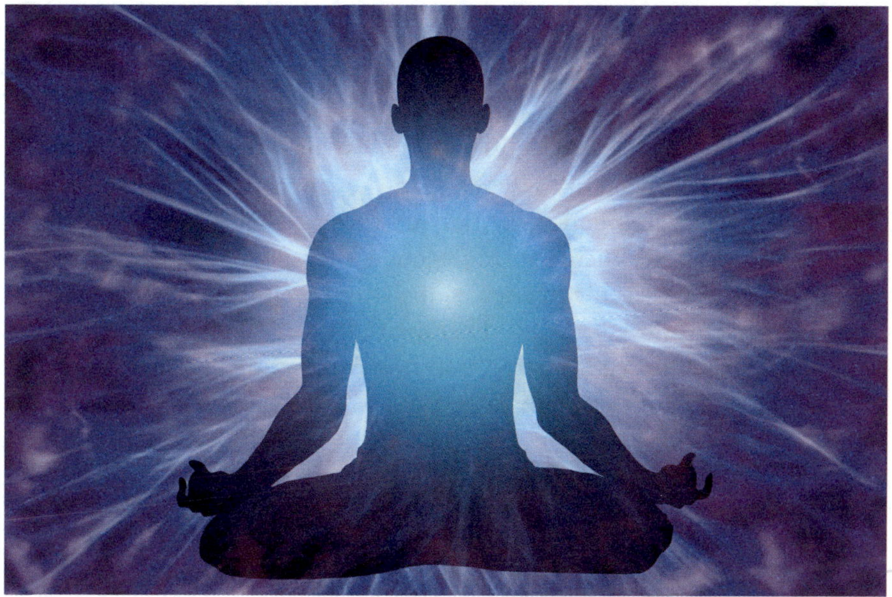

Abb. 2: Der Mensch ist von Energiefeldern umgeben.

Bereits 1991 haben die Wissenschaftler Dr. Erwin Neher und Dr. Bert Sakmann den Nobelpreis für Physiologie und Medizin für ihre Untersuchungen zur Durchlässigkeit von Mikroströmen in die menschliche Zellmembran erhalten.

Sie fanden heraus, dass in einer jungen, gesunden Zelle die elektrische Spannung zwischen -70 und -90 mV liegt und sowohl für eine gute Energieproduktion sowie den Austausch bestimmter Stoffe durch die Zellmembran sorgt. Bei gesundheitlichen Störungen und mit zunehmendem Alter sinkt diese elektrische Spannung auf -40 oder -50 mV. Sinkt das Potenzial weiter, können zum Beispiel schmerzhafte Beeinträchtigungen des Körpers sowie Entzündungen und Funktionsstörungen entstehen. Dieser niedrige Wert ist außerdem die Grenze, in der die Zelle mutieren und Krebs entstehen kann.

Hierzu sei noch erwähnt, dass eine Tumorzelle ihre Zellspannung vor allem durch Sauerstoffmangel verliert. Diesen Energieverlust gewinnt sie hauptsächlich durch die Vergärung von Zucker wieder, und damit dies effektiv geschehen kann, beginnt sich die Tumorzelle zu vermehren und es entsteht Krebs. Somit gibt es immer einen Zusammenhang zwischen allen Krankheiten und dem Verlust der elektrischen Spannung der Zellen bzw. Zellmembran. Ist dies der Fall, muss dieser Prozess wieder umgekehrt werden, um die Zelle zurück zu ihrem gesunden, lebenserhaltenden Potential zu führen – also über -70 mV.[8]

Dies sehe ich als meine grundlegende therapeutische Aufgabe, die ich mit Hilfe der verschiedensten, selbst- und weiterentwickelten Geräte zum Messen und auch zum Therapieren erfülle – neben einem ausführlichen Anamnesegespräch und, falls notwendig, weiterführender Diagnostik wie zum Beispiel Bluttests.

Im nachfolgenden Diagramm können Sie die verschiedenen Krankheitsstufen einer Zelle bei Verlust der elektrischen Spannung bis zum Zelltod sehen:

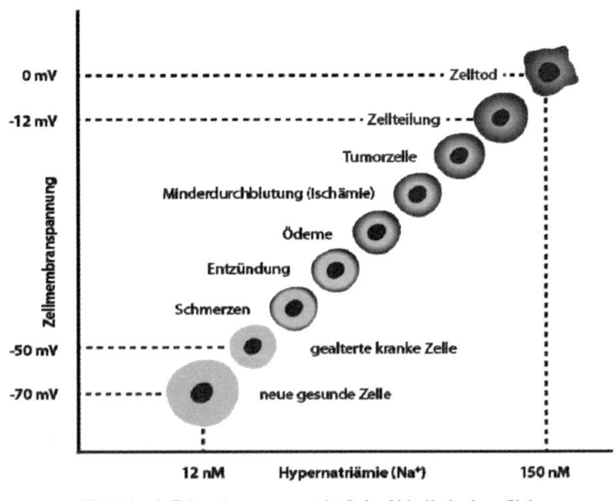

Abb. 3: Mit absinkender Zellspannung steigt die Anzahl der Natriumionen in den Zellen. Dieses Phänomen bezeichnet man als Hypernatriämie.

Übertragen auf die biophysikalische Medizin weiß man nun also, dass bei jeder Störung im Körper auch eine Störung im elektromagnetischen Frequenzmuster vorliegt. Und selbst wenn dieses Störfeld noch so klein ist, hat es Auswirkungen auf das Gesamtfrequenzmuster des Körpers. So kann man mit Hilfe der Bioenergetik Energiemangelzustände und Blockaden im Körper erkennen und bekommt durch dieses Befundungsverfahren ein besseres Verständnis für die eigentlichen Ursachen. Hierdurch können nachfolgende Therapiemaßnahmen viel exakter und effektiver für den Einzelnen zusammengestellt und angewandt werden.

Und dies sogar nicht immer erst dann, wenn diese Störungen bereits Krankheitsbilder entwickelt haben, sondern ebenso, um durch das Erkennen kleinster Disharmonien frühzeitig in das Geschehen eingreifen zu können – zum Harmonisieren und somit letztendlich zur Gesunderhaltung oder Ausschöpfen des gesamten individuellen Energiepotenzials.

Doch nun genug der Theorie – im nächsten Kapitel möchte ich Ihnen aufzeigen, wie eine Therapie in meinem Institut ganz real ausschaut und welche Möglichkeiten sich Ihnen dort bieten.

Praktische Bioenergetik – ein Besuch bei mir

Wie Sie bereits erfahren haben, habe ich mein Institut für Bioenergetik 2009 in Salzburg eröffnet. Seitdem bereitet es mir große Freude, Menschen aus der ganzen Welt zu helfen und durch meine Arbeit viel positive Resonanz zu erfahren. Zahlreiche Klienten, so zeigte es die Erfahrung aus den letzten Jahren, fragen bereits interessiert am Telefon, wie der Ersttermin ablaufen wird, ob sie etwas beachten oder mitbringen müssen und wie es weitergeht. Ich möchte Ihnen deshalb in diesem Kapitel einen Überblick geben, wie man sich einen Termin bei mir vorstellen kann und welche Möglichkeiten sich ergeben können.

Der Ablauf bei dem ersten Termin, das Kennenlernen und die Erstanamnese ist bei allen Klienten in etwa gleich. Die Räume selbst haben ein Wohlfühlklima mit Hilfe von einem sogenannten *Symbio-Harmonizer Comfort*, der WLAN-Belastungen, geopathische Störzonen, Belastungen aus Kunststoff, Elektrosmog und vieles mehr entstört beziehungsweise harmonisiert (siehe Kapitel „Negative Umwelteinflüsse"; S. 143). Viele meiner Klienten, die Probleme mit Elektrosmog haben, fühlen sich sofort in dieser Umgebung wohl und nehmen einen deutlichen Unterschied wahr.

Wenn nun ein Klient zum ersten Termin kommt, ist es hilfreich, aber nicht zwingend notwendig, bereits vorhandene Diagnosen, aktuelle Blutwerte und bildgebendes Material wie Röntgenbilder, MRT-Aufnahmen und so weiter mitzubringen. Auch notiere ich mir, welche Therapien bereits erfolgen und welche Medikamente verordnet wurden. Ich rate niemals dazu, diese zu unterbrechen oder abzusetzen, sondern weiterzuführen. Wie notwendig diese im Zuge meiner bioenergetischen Anwendungen später noch sein werden, wird zu gegebener Zeit der Klient bemerken und ein Arzt feststellen können. Die mitgebrachten Unterlagen schaue ich mir genau an und unterhalte mich zunächst einmal mit meinen Klienten, lerne sie kennen und höre mir die Beschwerden an, stelle Fragen dazu und mache mir somit schon ein erstes Bild.

Von Seiten der Krankenkasse gezwungen zum Kostensparen, sehen sich Ärzte heute genötigt, ihre Diagnosen oder Entscheidungen zum weiteren Verfahren in sehr kurzer Zeit zu stellen. Genügend Zeit für den einzelnen Menschen bleibt dabei nicht mehr. Mittlerweile ist es bei einem Arztbesuch wie im Supermarkt an der Kasse – alles muss schnell gehen, und man steht permanent unter Druck. So müssen Klienten bei einem Arztbesuch schon vorher gut überlegen, was sie ihm sagen, ihn fragen und was für sie Prioritäten haben – dabei wäre es von immenser Bedeutung, dass die Beschwerdebilder genauer beschrieben werden. Oft haben Klienten auch Ängste und noch viel mehr Fragen oder möchten mehr Aufklärung, wozu jedoch leider nicht genügend Raum bleibt und sie nach kurzer Zeit wieder aus dem Arztzimmer hinauskomplimentiert werden.

Zuzuhören und Zwischenfragen zu stellen ist jedoch für beide Seiten wichtig, um sich kennenzulernen, um Vertrauen aufzubauen und ein umfassendes (Beschwerde-)Bild sowie einen ersten wichtigen Eindruck zu erhalten.

Wenn ich nach diesem ersten Gespräch weiß, welche Beschwerden vorliegen, entscheide ich aufgrund meiner langjährigen Erfahrung, welche Testungen ich – meist sind es mehrere – vornehmen werde. Diese Messungen kann man auch als ein „Ganzkörper-Scannen" bezeichnen. Es handelt sich immer um biophysikalische Messmethoden, die mir Aufschluss über die Ursache einer Erkrankung geben sowie eine Messung der Zellspannung, die mir zeigt, welches Energiepotenzial eine Zelle hat, wie im vorherigen Kapitel beschrieben. Auch dieser Wert ist wichtig für weitere Therapiemaßnahmen.

Die Testgeräte stehen in unterschiedlichen Räumen, es kommt also durchaus vor, dass man das Zimmer während dem etwa zweistündigen Termin wechselt. Beachten muss man bei den Messungen nichts, mal sitzt man bequem und die Messung erfolgt über Kopfhörer oder Elektroden, die man in den Händen hält, mal liegt man. Weder Schuhe, Brille noch Kleidung oder Schmuck müssen für die meisten Test- und Therapiemethoden abgelegt werden. Man muss nicht komplett stillhalten, darf Husten, Niesen oder die Sitzposition ändern. ☺

Die Dauer der Messungen ist unterschiedlich. Für die Hauptmessungen werden etwa jeweils 30 Minuten benötigt, andere sind kürzer, manche liefern ein Ergebnis sogar schon nach wenigen Sekunden. Alle Testungen sind natürlich völlig nebenwirkungs- und schmerzfrei und auch für Kinder sehr gut geeignet.

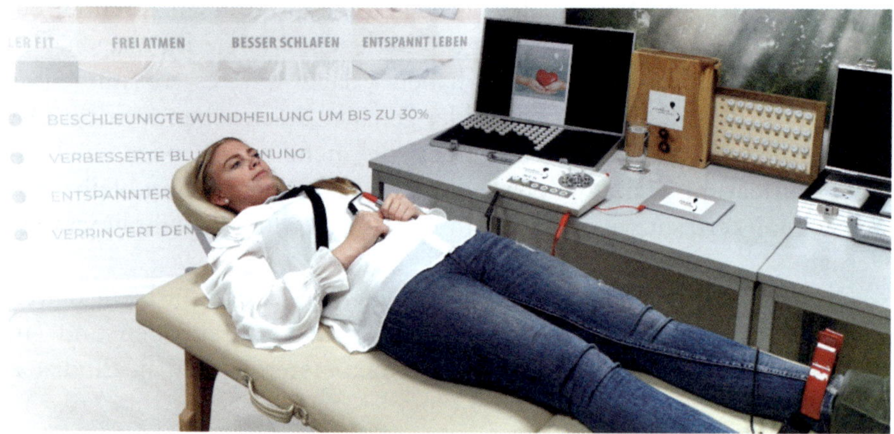

Abb. 4: Die bioenergetische Anwendung mit dem *Symbio Harmonizer M.E.D.*

Sind die Testungen abgeschlossen, kann ich alle Daten am Computer abrufen und auswerten. Diese Auswertung bespreche ich direkt mit dem Klienten – ganz in Ruhe. Es sind oft einige Erklärungen zu den Messergebnissen und die Besprechung der daraus folgenden weiteren Vorgehensweise, welche natürlich immer individuell ist, notwendig. Was zusätzlich nach jeder Messung geschieht, ist ein Energieausgleich, da während der Testung Reize gesetzt werden, um eine entsprechende Antwort vom Körper zu bekommen. Hierzu benötigt der Körper Energie, die anschließend wieder ausgeglichen beziehungsweise aufgefüllt wird.

Es kann durchaus sein, dass wir sofort eine Therapie in der Praxis starten können, je nach Erkrankung, gemessenen Parametern und natürlich der verbleibenden Zeit. Dies kann zum Beispiel eine Harmonisierung von Allergien sein – innerhalb von 30 Minuten mit dem bereits beschriebenen von mir entwickelten Gerät.

Welche Therapiemethode außerdem häufig vorkommt und ich im nächsten Kapitel etwas ausführlicher beschreiben möchte, ist das Übertragen einer individuellen Heilfrequenz durch entsprechende Technik – alles im Bereich der Biophysik – auf eine Karte, die man eine gewisse Zeit Tag und Nacht körpernah mit sich führt und welche für den Klienten arbeitet. Auf dieser Karte sind alle relevanten Informationen gespeichert und wirken für eine gewisse Zeit als Schwingung in dem Energiefeld des Klienten. In dieser Zeitspanne findet im Körper so etwas wie eine positive Umprogrammierung krankmachender Informationen statt – eine Harmonisierung. Dies kann mit einer kurzen Erstverschlimmerung einhergehen, die aber ein positiv zu wertendes Zeichen dafür ist, dass der Körper arbeitet und sich bereits auf dem Weg in die Gesundung befindet.

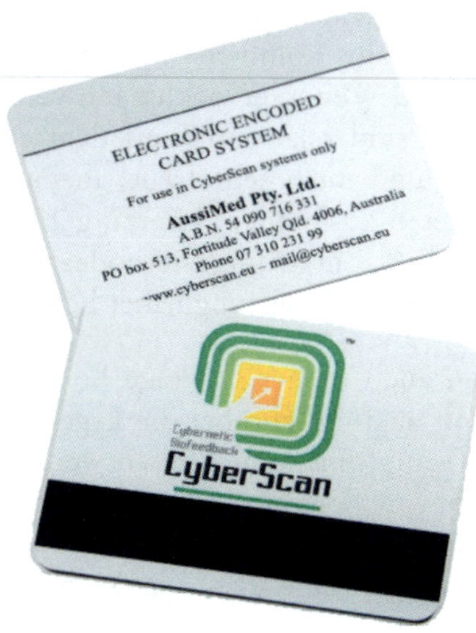

Abb. 5: Die Cyberscan-Card ist ein Speichermedium für Frequenzmuster, die dann auf den Körper abgegeben werden.

Ein Beispiel: Ist es wichtig, für den Klienten und seine Heilung, ein Virus (wie Herpes, Epstein-Barr, oder auch Corona usw.) auszuleiten, wird die Karte ihm die individuelle Information geben, mit diesem Virus besser fertig zu werden. Einfach erklärt, erhöht die Schwingung der Karte das Energiesystem des Klienten so, dass das Virus dort nicht weiter existieren kann beziehungsweise der Körper die Information bekommt, gezielt gegen ihn vorzugehen, damit er aus dem System ausgeleitet wird und optimal Antikörper gebildet werden. Dieser Prozess kann einige Wochen dauern und benötigt oftmals mehrere Karten, die immer wieder neu und ganz individuell auf den aktuellen Zustand des Klienten abgestimmt und programmiert werden – einschließlich Aufbau einer zukünftigen, gut funktionierenden Abwehr gegen ein erneutes Eindringen des Virus'. Neben dieser Ausleitung werden oft noch andere Maßnahmen erforderlich sein, wie zum Beispiel das Zuführen der fehlenden Vitalstoffe, eine Darmsanierung beziehungsweise Darmaufbau usw.

Weiterhin biete ich Therapien an, deren Entwicklung und Technik aus der russischen Raumfahrt kommen und in ihrer Methodik einzigartig sind. Diese Neu- und Weiterentwicklungen von Therapiemethoden und Raumfahrttechnik sind relativ neu auf dem europäischen Markt, weshalb ich stolz bin und mich sehr freue, meinen Klienten diese in meinem Institut anbieten zu können. Hierzu gehört die neuartige und sehr effektive *Carbozon*©-Entgiftungsmethode, welche ich im Kapitel zum Thema Ausleitung und Entgiftung näher beschreiben werde.

Welche Therapien auch immer in Frage kommen, der Klient wird auf jeden Fall von mir ausführlich über die Ergebnisse der Messungen, die weitere von mir empfohlene Vorgehensweise und das eventuelle weitere Hinzuziehen von Spezialisten informiert und bekommt eine Mappe mit allen wichtigen Unterlagen für diese Fachärzte und damit er zu Hause auch nochmals in Ruhe alles anschauen kann.

Neben einem speziellen Blutbild, wobei vor allem ein Mikronährstoffstatus sehr wichtig ist, und gegebenenfalls eine detaillierte Labor-Stuhluntersuchung, können die folgenden hinzuzuziehenden Fachärzte wichtig sein, um gegebenenfalls bei Klienten gesundheitlichen Grundprobleme festzustellen und zu beheben:

- Zahnarztbesuch zur Entfernung wurzeltoter Zähne, wenn diese laut Testung ein Störfeld darstellen, was meist der Fall ist (siehe Kapitel „Zahngesundheit“, S. 55)
- Spezialisten, die Kieferfehlstellungen exakt erkennen und behandeln können (siehe Kapitel „Kieferfehlstellungen“, S. 88)
- Ärzte, die sich auf eine sogenannte „Bioidentische Hormontherapie“ spezialisiert haben (siehe Kapitel „Hormonersatztherapie“, S. 76)

Ich denke, dass es Beschwerdebilder beziehungsweise Ursachen gibt, die immer von Spezialisten mitbehandelt werden sollen und nicht alle in einer einzigen Praxis von einem Therapeuten allein. Hier ist oft das Zusammenspiel der verschiedenen fachlichen Kompetenzen wichtig, um die Behebung der Beschwerden in die Wege zu leiten. Allem voran steht aber, dass ich mit meinen Messmethoden eben genau diese Ursache erkennen kann und somit überhaupt erst die Probleme hinter den Symptomen richtig gedeutet und behandelt werden können.

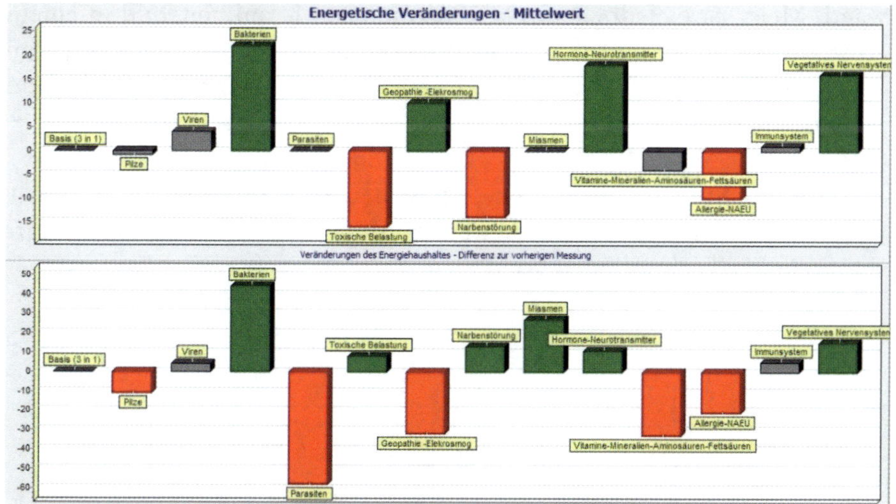

Abb. 6: Eine Auswertung mittels des Prognos-Systems.

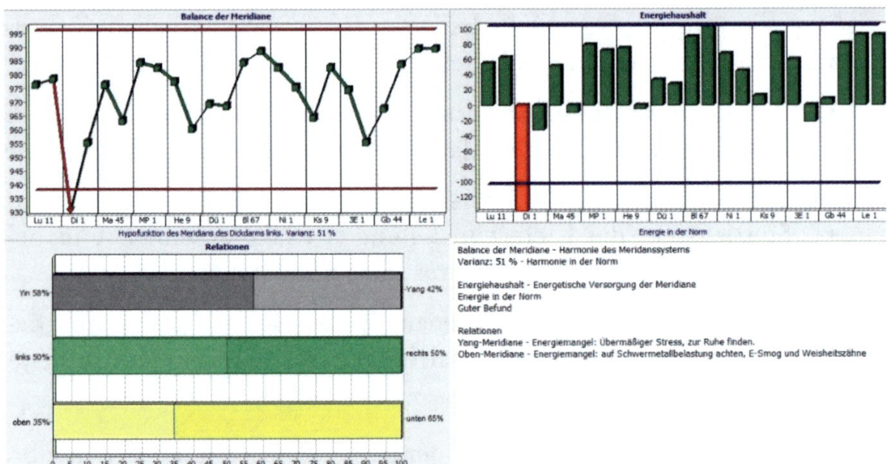

Abb. 7: Weitere Auswertungen mittels des Prognos-Systems.

Anhand der Testergebnisse und eventueller weiterer Diagnostik kann ich nun also in etwa den Aufwand der folgenden Therapie festlegen. Doch hierbei muss erwähnt werden, dass dies nur etwaige Richtwerte sind. Manche Klienten brauchen länger für ihren Genesungsweg und mehrere Termine, bei anderen verkürzt sich die Zeit oder der Aufwand. Meist ist es jedoch so, dass man je nach Krankheitsbild in einem Abstand von einer bis zu acht Wochen kommen sollte. Diese längeren Abstände benötigt der Körper, um den Gesundungsprozess sanft und in Ruhe anzugehen.

Nun möchte ich Ihnen einige, meist neuartige und teils noch relativ unbekannte Therapiemöglichkeiten mit teilweise aus der Raumfahrt stammenden Technologien vorstellen.

Der CyberScan®...

...ist ein Diagnose- und Behandlungsgerät aus dem Bereich der Energiemedizin, Biofeedback und Biokybernetik, welches ich hauptsächlich einsetze, weil mir meine langjährige Tätigkeit die positiven Ergebnisse bestätigt und ich zahlreiche Rückmeldungen von zufriedenen Klienten habe. Auf beispiellose Weise fördert der *CyberScan®* die Harmonisierung aller Körperteile. Dabei steht das Heilen, Ausgleichen, Erfrischen, Entstressen, Erneuern und Regenerieren des gesamten Körpers im Vordergrund.

Ausgehend davon, dass alle Funktionen des menschlichen Körpers durch elektromagnetische Signale gesteuert werden, welche im gesunden Zustand harmonisch ineinandergreifend funktionieren, ist es leider so, dass sind wir heutzutage mehr und mehr einer Vielzahl von äußeren

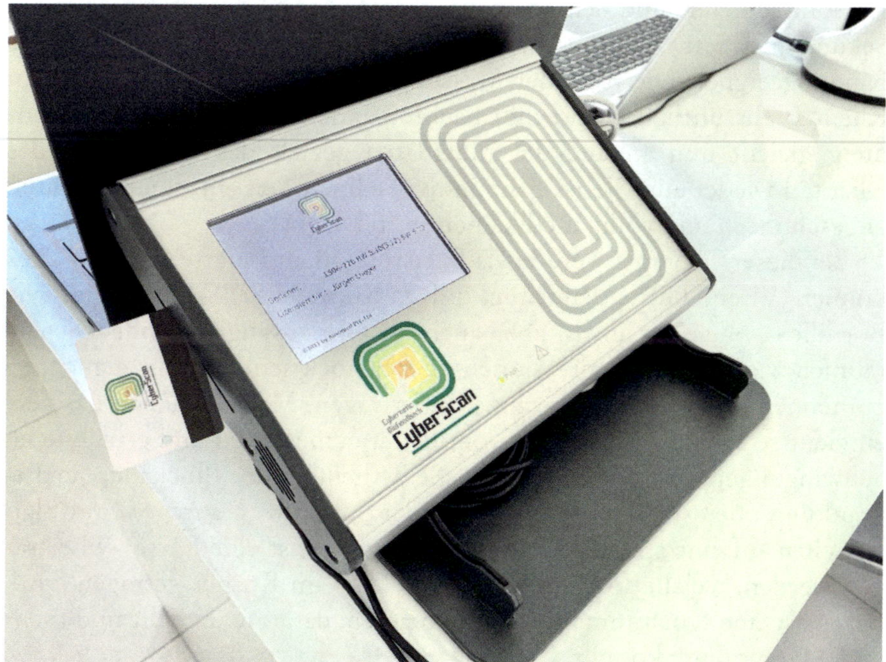

Abb. 8: Das biokybernetische Messsystem *Cyberscan.*

Energien ausgesetzt sind, welche permanent das Energiefeld unseres Körpers beeinflussen. Das hat vor allem negative Auswirkungen auf unser Immunsystem, und schlimmstenfalls bringen diese äußeren Einflüsse den Körper derart aus der Balance, dass in der Folge Krankheiten entstehen. Aber auch innere, in uns und unserem Leben auf verschiedenen Ebenen (Körper, Geist, Seele) entstandene Blockaden führen zu Disharmonien im Energiefluss.

Die *CyberScan*®-Methode ermöglicht es nun, diese Störungen zu messen und damit den tatsächlichen Ursachen von Krankheiten auf den Grund zu gehen. Alles, was den Körper aus dem Gleichgewicht bringt und in die Krankheit drängt, spürt er auf und zwar sowohl mentale, emotionale als auch physische Ursachen.

An dieser Stelle sei erwähnt, dass dieser Scan, obwohl er so genaue Ergebnisse liefert und den gesamten Körper berücksichtigt, nur wenige Sekunden dauert. Aus diesem Grund ist er natürlich auch sehr gut für Kinder geeignet. Die nach der Messung (wessen Ergebnis ich mit dem Klienten ausführlich bespreche) nachfolgende bioenergetische Anwendung gleicht nun anhand der Messdaten gezielt das Energiefeld des Klienten wieder aus. Sie ist ganz individuell auf den einzelnen Klienten zugeschnitten und völlig medikamentenfrei.

Bei dieser Therapie werden als Belastung identifizierte Signale – dies können Viren, Gifte, Parasiten, Pilze, bakterielle Erkrankungen wie Borreliose oder Yersinien, aber auch weitere auszugleichende Disharmonien wie Ängste, Depressionen oder Schock sein, um nur mal einige zu nennen – auf Trägersubstanzen übertragen. Man kann sich das vereinfacht so vorstellen, dass die vom Gerät gemessenen und errechneten Schwingungen, die den Körper zur Selbstheilung der Blockade, der Erkrankung oder zur Ausleitung störender Substanzen anregen, mit Skalarwellen auf eine spezielle Trägersubstanz – meist eine Karte – übertragen werden, welche für mindestens 14 Tage am Körper getragen wird, um quasi eine Umstimmung zu provozieren, damit man mehr und mehr in die Gesundung kommt.

Nun kann man natürlich nicht alle Störfaktoren gleichzeitig innerhalb von zwei Wochen in die Heilung führen, zumal Krankheit meist auf verschiedenen Ebenen stattfindet. Das wäre für das Körpersystem zu belastend und würde einem tiefgreifenden Heilungsprozess widersprechen. Man kann sich den gesamten Gesundungsprozess in etwa wie das Schälen einer Zwiebel vorstellen: Schicht für Schicht wird abgetragen, bis man an den Kern kommt – der Ursache, die meist all den anderen Krankheitserscheinungen, die sich zusätzlich noch auf verschiedenen Ebenen zeigen, zugrunde liegt und letztendlich in die Heilung geführt wird.

Konkret sieht diese Therapieform im Institut so aus, dass die Sitzung mit dem Einscannen der Handfläche des Klienten beginnt, was etwa nur 10 Sekunden dauert. Danach werden die Werte mit den in der *CyberScan*®-Datenbank vorhandenen Frequenzen verglichen, um Übereinstimmungen festzustellen. Dieser Vorgang dauert max. 25 Minuten, je nach Umfang der Tests. Das Übertragen der als Belastung identifizierten Signale auf die Trägersubstanz nimmt in etwa 10 Minuten in Anspruch. Die Trägersubstanz wird im Anschluss für die Dauer von 14 Tagen am Körper getragen. Nach diesen 14 Tagen wird erneut getestet und mit den neuen Parametern eine neue Karte „programmiert", welche man wiederum 14 Tage am Körper trägt.

Die Karten werden immer für die Zeit von zwei Wochen am Körper getragen. Ob man dann direkt eine neue Karte benötigt oder der Körper noch Zeit braucht, hängt immer ganz individuell von dem Klienten beziehungsweise seiner Erkrankung und Entwicklung ab. Meist liegen zwischen den einzelnen Testungen und Neuprogrammierungen etwa vier bis acht Wochen. Dieser Vorgang wiederholt sich, bis der Klient zurück in seine natürliche Gesundheit geführt wurde. (Anstelle einer Karte können als Trägersubstanz auch Tropfen in Frage kommen.)

Wie lange dieser gesamte Vorgang dauert, hängt stark von der Erkrankung des Klienten ab und davon, wie lange bereits die Symptome bestehen. Man kann hier nicht pauschal sagen, wie oft eine neue Messung und das Tragen der Karte notwendig sein wird. Manchmal genügen drei bis fünf Messungen, aber ich hatte auch viele Klienten, die ich länger als ein Jahr begleitet habe. In allen Fällen jedoch stellte sich der Erfolg ein, auch wenn man ab und zu etwas Geduld benötigt. Während des Prozesses geht es den Klienten jedoch auf jeden Fall zunehmend besser, wenn auch manchmal Erstverschlimmerungen vorkommen können, was allerdings als gut zu bewerten ist, weil der Körper sich nun im Heilungsprozess befindet.

Ein großer und wichtiger Vorteil dieses Gerätes ist ebenso, dass Klienten, die weiter weg wohnen, nicht erneut zu mir kommen müssen. Hier reichen ein paar Haare völlig aus, um korrekte Testergebnisse zu bekommen, da in diesen ebenso die DNA enthalten ist, worüber alle benötigten Informationen abgerufen werden können.

Gerne erwähne ich im Zusammenhang mit dieser Mess- und Therapiemethode eine große, namhafte Klinik in Florida, die sich auf schwere und chronische Erkrankungen spezialisiert hat und ebenfalls sehr erfolgreich mit dem *CyberScan©* arbeitet.

Doch nach all diesen theoretischen Informationen folgen Sie bitte den Ausführungen einem meiner Klienten, der mir seine Erfahrungen mit dieser Messmethode schriftlich zur Verfügung stellte und welche sehr gut widerspiegeln, wie sich diese Therapieform darstellt und was sie bewirken kann. Es ist eines von vielen Beispielen:

> *„Ich bin seit etwa eineinhalb Jahren bei Herrn Lueger in Behandlung. Als ich zum ersten Mal zu ihm kam, hatte ich bereits viele Ärzte und Therapeuten aufgesucht, die mir nicht helfen konnten. Ich galt sogar als austherapiert. Ich wusste, ich hatte nach einem Zeckenbiss die Erkrankung Borreliose, die laut Meinung meines damaligen Arztes unheilbar ist. ‚Sie müssen damit leben', sagte er zu mir. Das kann aber nur jemand behaupten, der diese Schmerzen nicht kennt. Obendrauf fühlte ich mich oft krank und schlapp. Damit sollte ich für immer leben? Im Laufe der Zeit kamen auch noch mehr Beschwerden dazu. Ich hatte sehr oft Kopfschmerzen, war oft depressiv und mir war manchmal sehr schwindlig und meine Verdauung war auch nicht in Ordnung. Hinzu*

kamen später noch ein Tinnitus und einige andere Beschwerden, die ich als Kleinigkeiten abtat, auch wenn sie störend waren.
Immer mehr hatte ich mich damals vom gesellschaftlichen Leben zurückgezogen, weil ich keine Kraft hatte, mit den Beschwerden unbeschwert in Gesellschaft zu sein. Meine Schmerzen waren oft auch so schlimm, dass ich nicht arbeiten konnte.
Um diese vielen leidvollen Jahre zusammenzufassen, war es so, dass ich recht isoliert lebte, meine Ehe auf der Kippe stand und ich als arbeitsunfähig berentet war. Dies war ein langer, schlimmer Weg.

Ein früherer Arbeitskollege hatte mir damals vor meiner Berentung Herrn Lueger empfohlen. Er sagte, dass seine Frau bei ihm war und es ihr viel besser ging. Ich wusste, dass sie unter zahlreichen Allergien gelitten hatte. Die sollten nun weg sein. Weil ich aber schon bei so vielen Therapeuten war, auch alternative Methoden ausprobiert hatte, war ich sehr skeptisch und befolgte seinen Rat nicht. Ich hatte damals keine Kraft mehr, um meine Gesundheit zu kämpfen, hatte keine Lust mehr auf weitere Enttäuschungen, auch machte mir mein Rentnerdasein mit erst 56 Jahren zu schaffen. Ich wurde mehr und mehr depressiv. Etwas in mir hatte aufgegeben.
Erst als mich meine Kinder mehrmals ins Gebet nahmen und mir sagten, ich müsse weiterkämpfen, erinnerte ich mich an den Tipp von meinem Arbeitskollegen und kümmerte mich um einen Termin bei Jürgen Lueger. Ich tat dies mehr meiner Familie zuliebe, als dass ich an eine Verbesserung meines Zustandes geglaubt hätte.
Es hat mich aber wirklich erstaunt, als ich zum ersten Mal bei ihm war, wie viele Möglichkeiten dort geboten wurde, um den Grund einer Krankheit herauszufinden. Aber ich blieb skeptisch.
Herr Lueger machte einige Messungen und behandelte mich dann mit dem CyberScan®. Zusätzlich nahm ich noch Mikronährstoffe, die mir fehlten. Es war schon merkwürdig als ich beim ersten Mal das Institut mit einer Karte verließ, die jetzt meine gesundheitlichen Probleme beheben sollte. Ich trug sie jedoch sofort direkt am Körper, Tag und Nacht. Die Karte sollte die Borreliose-Erreger ausleiten.

Am nächsten Tag fiel es mir schwer, überhaupt aus dem Bett zu kommen. Ich hatte das Gefühl, dass alle Schmerzen schlimmer waren und alle auf einmal auftauchten. Weil ich auf eine solche Reaktion vorbereitet worden war, blieb ich größtenteils gelassen und hoffte, dass es tatsächlich nur vorübergehend war. Während der nächsten drei Tage ließen die stärkeren Beschwerden nach und mir ging es tatsächlich irgendwie besser. Ich kann das nicht gut beschreiben, aber es fühlte sich leichter an, so als wäre etwas von mir abgefallen. Mit etwas mehr Hoffnung im Gepäck trug ich deshalb weiter brav meine Karte.

Nach ungefähr einem Monat war ich erneut dort und konnte schon ein bisschen von positiven Veränderungen erzählen. Ich selbst konnte es kaum glauben, dass dies mit einer solchen Methode möglich war. Meine Hoffnung war wieder geweckt, die Skepsis blieb aber.

Ich bekam eine weitere Karte für die Ausleitung von der Borreliose, weil in der kurzen Zeit noch nicht alles bereinigt war.

Wieder ging es mir anfangs etwas schlechter, dann wieder ein gutes Stück besser. In dieser Art ging es noch eine Weile weiter – neue Karte, darauf folgten Reaktionen, darauf wurde es besser.

Insgesamt waren aber die Reaktionen nicht mehr ganz so schlimm, aber die Verbesserungen setzten sich immer mehr durch.

Letztendlich wurden noch Pilze ausgeleitet, die von dem vielen Antibiotika, das ich oft nehmen musste, kamen. Außerdem wurde der Darm saniert und noch andere Umstimmungen waren notwendig.

Während dieser Zeit gewann ich mehr und mehr an Kraft und nahm wieder verstärkt am Gesellschaftsleben teil, konnte erst wieder kleinere Arbeiten verrichten, dann auch körperlich anstrengende. Meine Frau wunderte sich einmal, als sie nach Hause kam, dass der Rasen gemäht und die Hecke geschnitten war. Das war mir seit Jahren nicht mehr möglich gewesen. Wir waren unendlich dankbar, dass ich wieder im Leben stand.

Heute geht es mir sehr gut, ich fühle mich jünger als vor zehn Jahren und lebe wieder ein ganz normales, aber viel bewussteres Leben. Ich gehe sogar wieder einer Beschäftigung nach.

Gesund durch Entgiftung

Wenn man sich die verschiedensten körperlichen Beschwerden anschaut und auch den Klientenbericht hier nochmals aufgreift, möchte ich erwähnen, dass viele Erkrankte in mein Institut kommen und sagen: *„Ich bin schon lange krank, habe sehr viel probiert, viel Zeit und Geld investiert, aber nichts hilft mir."*

Dies bedeutet nun nicht, dass die Therapien alle schlecht oder unwirksam waren, sondern dass der Körper bereits soweit erkrankt ist, dass er nicht mehr auf gesundheitsfördernde Impulse reagieren kann. Längst blockieren Gifte, welche vor allem im Binde- und Fettgewebe, aber auch in den Knochen und leider ebenso im Gehirn abgelagert sind, die Entgiftungsorgane. Hinzu kommt bei einer Vergiftung immer eine Übersäuerung des Körpers, was wiederum zu weiteren Beschwerden und Krankheitsbildern führt und zusätzlich die Entgiftung blockiert – ein Teufelskreis. Man kann wirklich sagen, dass den meisten Krankheiten (unter anderem) eine Vergiftung vorausgeht. So auch bei neurologischen Erkrankungen wie Alzheimer, Parkinson oder Restless Legs – die unruhigen Beine, Multipler Sklerose, ja selbst Depressionen können ihre Ursache in einer Vergiftung haben. Gifte, vor allem Schwermetalle, können durch bestimmte Voraussetzungen die Hirnschranke überwinden und sich im Gehirn festsetzen, wo sie Nervenschäden verursachen. Ein heutzutage nicht zu unterschätzendes Umweltproblem ist ebenso die Belastung mit Aluminium, welches ich mittlerweile mehr denn je anhand meiner Testmethoden bei meinen Klienten im Übermaß teste. Und gerade Aluminium soll ein Hauptverursacher bei der Entstehung von Alzheimer sein.

Heutzutage können wir uns jedoch kaum noch diesen vielen Schadstoffen entziehen, denn Gifte sind allgegenwärtig – von Toxinen in Gemüse und Obst wie Pestizide, Konservierungsstoffe und Geschmacksverstärker in Lebensmitteln, über Rückstände von Medikamenten im Trinkwasser, Hormone und Antibiotika in Fleisch, Chemtrails am Himmel, Amalgam aus Zahnfüllungen sowie Genussmittel wie

Tabak und Alkohol. Aber auch Schadstoffausdünstungen aus Textilien, Räumen, Möbeln, Bodenbelägen, Weichmachern in Kunststoffen, Essen aus der Mikrowelle, Elektrosmog und Strahlenbelastungen tragen einen großen Anteil an der Giftdeponie in unserem Körper. Außerdem werden wir tagtäglich mit Giften in Putzmitteln, Waschmitteln, Hygieneartikel wie Seifen, Duschgels oder Deos, die meist viel Aluminium enthalten, konfrontiert.

All diese Gifte, unsere Lebensweise, die Ernährung, der vermehrte Stress, aber auch Sorgen, Ärger und negative Emotionen führen zu einer Verschlackung und Übersäuerung des Körpers. Um dieser schädlichen Übersäuerung entgegenzuwirken, braucht der Körper eine ausreichende Versorgung mit Vitaminen und Nährstoffen, welche sogar Giftstoffe neutralisieren können. Werden diese Mikronährstoffe nicht ausreichend mit der Nahrung geliefert oder durch die Einnahme von Nahrungsergänzungsmitteln gewährleistet, bedient sich der Körper aus den eigenen Depots.

Ein zusätzliches Entgiftungsproblem ist oftmals, dass viel zu wenig gesundes Wasser getrunken wird. Dies sollte kohlensäurefrei und mineralarm sein, damit der Körper hierdurch viele Schlacken ausscheiden kann.

Vor allem aber durch die Zunahme der tagtäglichen Gifte wird unserem Körper viel Energie zur Verarbeitung und dem Abtransport der Schlacken entzogen, was nur dann funktioniert, wenn die Grundregulation des Körpers (noch) gewährleistet ist. Mit der Grundregulation meint man die Fähigkeit des Körpers, Nähr- und Vitalstoffe aufzunehmen und Schadstoffe auszuleiten. Im gesunden Idealzustand erledigen das unsere primären Entgiftungsorgane: der Darm, die Leber und die Nieren. (Dem Darm, dessen Aufgaben, Störungen und Wichtigkeit für unser Wohlbefinden, habe ich ein extra Kapitel gewidmet, welches sich diesem hier anschließt.)

Die **Leber** „verstoffwechselt“ die Nahrung und filtert Giftstoffe sowie belastende Substanzen aus der Nahrung, zudem gibt sie die aufgenommenen Nährstoffe an den Körper ab – in der passenden Menge zur richtigen Zeit.

Doch nicht nur Giftstoffe aus der Nahrung, auch Toxine des Magen-Darm-Traktes werden in der Leber gereinigt – durch ihren zentralen Sitz im Blutkreislauf. Hiermit wird verhindert, dass schädliche Substanzen aus dem Dick- und Dünndarm in den Körper gelangen. Abbauprodukte von zum Beispiel Pilzen im Darm belasten somit ebenso die Leber beziehungsweise fällt deren Ausleitung auch in ihren Aufgabenbereich. Man erkennt, dass je mehr Giftstoffe dem Körper zugeführt, oder auch je mehr Zucker und Kohlenhydrate konsumiert werden, die Leber sehr viel Energie aufwenden muss, um ihrer Entgiftungsaufgabe nachzukommen. Hierdurch wird dem Körper viel Kraft entzogen, weshalb man auch sagt: *„Müdigkeit ist der Schmerz der Leber."* Deshalb ist eine erhöhte Müdigkeit beziehungsweise ein ständiges Müdigkeitsgefühl meist Ausdruck einer überforderten Leber.

Es gibt neben der Leber und dem Darm noch zwei weitere Spezialisten im Filtern von Giftstoffen: die **Nieren**. Sie filtern täglich mehr als 1.500 Liter Blut und etwa 180 Liter Wasser aus dem Blut heraus. Während diesem Vorgang befreien sie das Blut von Schadstoffen und Abfallprodukten. Diese nicht mehr brauchbaren Substanzen werden mit dem Urin ausgeschieden, die wichtigen Substanzen jedoch wie benötigte Mineralien verbleiben im Körper.

Die Nieren beseitigen ebenso die starken Säuren (darum hat uns der liebe Gott zwei Stück davon gegeben). Die Lungen wiederum beseitigen die schwachen Säuren (auch hiervon haben wir wegen der Wichtigkeit gleich zwei bekommen).

Sind die wichtigen Grundregulationen der drei Organe gestört, dann funktioniert das Ausleiten der Giftstoffe nicht über diesen natürlichen Weg, sondern greift der Körper auf sekundäre Entgiftungsorgane zurück und lagert somit die Schadstoffe in Lungen, Haut, Gelenkkapseln und in den Schleimhäuten ein beziehungsweise versucht er den Abtransport über diese Organe.

Weiterhin verändern Giftstoffe generell unser biologisches Gleichgewicht, weil sie unserem Körper fremd sind. Und was der Körper nun nicht ausleiten kann, weder durch die Hauptentgiftungsorgane noch durch sekundäre, lagert er ein und bildet gefährliche Giftdepots in den Körperzellen. Diese Lagerplätze sind Stellen, die für die Funktionsfähigkeit des Organismus nur untergeordnet von Bedeutung sind, wie das Bindegewebe, die Knochen und das Fettgewebe.

Wie macht sich nun aber eine schleichende Vergiftung überhaupt bemerkbar?

Bevor ein Körper schwerwiegende Vergiftungssymptome zeigt, lässt er eine schleichende Verschlackung bereits durch einige Anzeichen beziehungsweise Vorwarnungen erkennen. Diese sind unter anderem:

- regelmäßige Verspannungen
- unreine, pickelige und gereizte Haut
- Cellulite
- Übergewicht (keine Diät hilft wirklich)
- Durchblutungsstörungen
- leichtes Rheuma, Gicht oder Fibromyalgie
- Müdigkeit
- Hautjucken
- Lebensmittelunverträglichkeiten
- Unkonzentriertheit
- Blähungen
- Oberbauchbeschwerden
- ein Gefühl wie „Nebel im Kopf“, vor allem nach dem Essen von glutenhaltigen Speisen
- gestörte Verdauung
- erhöhte Infektanfälligkeit

Auffallend bei einer Vergiftung ist, dass es anfänglich immer wieder längere Phasen zu geben scheint, in welchen man beschwerdefrei ist und man sich relativ gesund und kraftvoll fühlt. Diese guten Phasen wechseln mit schlechten Phasen ab und werden im Laufe der Zeit immer kürzer, bis es tatsächlich zu schwerwiegenden Beschwerden beziehungsweise Erkrankungen kommen kann, wie die Folgenden:

- Kopfschmerzen, Migräne, Cluster-Kopfschmerzen, Trigeminus-Neuralgie
- Schwindel, Gleichgewichtsstörungen
- Allergien
- nachlassende Merkfähigkeit
- große Empfindlichkeit gegenüber Gerüchen, Geräuschen
- Depressionen
- Lernstörungen
- Ängstlichkeit
- Tinnitus
- meist starkes und permanentes Gefühl der Übermüdung durch Überlastung der Leber
- Burn-out-Syndrom
- Rheuma, Gicht, Arthrose, Fibromyalgie
- Darmprobleme (Durchfälle, aber auch Verstopfung, oft im Wechsel, Krämpfe, Entzündungen)
- Pilzinfektionen
- Schilddrüsenprobleme
- hormonelle Probleme
- Unfruchtbarkeit
- bis hin zu Multipler Sklerose, Parkinson, Alzheimer, Krebs
- u.v.m.

Neben dem Vermeiden von tatsächlich vermeidbaren Giften, wie Zigaretten oder zum Beispiel aluminiumhaltige Deos, Fleisch aus Massentierhaltung und so weiter, gilt es, die Gifte auszuleiten.

Hierzu stehen uns aus der Natur einige Mittel zur Verfügung, die uns beim Entgiften unterstützten wie Zeolith, niedermolekulares Pektin, Vitamin C, Bärlauch, Koriander, Zitronenwasser und einige mehr. Allerdings greifen diese Entgiftungsmaßnahmen im Vergleich zu anderen Methoden eher langsam und sind meiner Meinung nach nur für moderate Vergiftungen geeignet beziehungsweise um nach einer intensiven Entgiftung vor erneuten Schadstoffablagerungen zu schützen. In meinem Institut biete ich deshalb zwei verschiedene Entgiftungsmethoden an, die sich darin unterscheiden, dass eine Methode beziehungsweise Gerät gezielt das Fettgewebe und das andere den sogenannten „Pischinger Raum“ entgiftet.

Der „Pischinger Raum“ (benannt nach einem Wiener Histologen) bezeichnet den Raum um die Organzelle herum und meint das Zwischenzellgewebe, oder auch extrazelluläre Matrix genannt. Dieses Gewebe hat Verbindung zu allen Zellen und Geweben im Körper. Hier, so erklärt Pischinger, entstehen ursprünglich alle Krankheiten, nicht in der Zelle selbst. Ein bekannter Naturheilkundler, Josef Angerer, bezeichnete diesen Raum sehr treffend als *„das Meer, in dem die Organe schwimmen“*. In diesem Raum findet der Informations- und Stoffaustausch zwischen den einzelnen Körperzellen sowie Blut und Lymphe statt, das heißt alle biochemischen Vorgänge zwischen den Zellen.

Stören nun Gifte diesen wichtigen Austausch, werden Zellen, und somit der Körper, nicht ausreichend mit Nährstoffen versorgt. Außerdem ist der Abtransport schädlicher Substanzen nicht mehr gewährleistet. Dies erklärt, warum der Pischinger Raum essenziell wichtig für ein funktionierendes Körpersystem ist, und weshalb man davon ausgeht, dass hier Krankheiten überhaupt erst entstehen.[(2)]

Damit Giftstoffe aus genau dieser extrazellulären Matrix herausgefiltert werden können und somit dieser wichtige „Pischinger Raum“ wieder regenerieren kann, nutze ich ein Gerät der Firma *Wegamed*, welches die Entgiftung und somit eine Entlastung, Aktivierung und Regeneration der Matrix gewährleistet. Es handelt sich hierbei um eine Saugmassage, eine rhythmische Gleichstromtherapie und eine spezielle System-Informations-Therapie. Während der Anwendung werden patienteneigene und homöopathische Informationen sowie zell- und stoffwechselunterstützende Frequenzsignale an den Körper gegeben. Gefördert wird der Prozess durch dynamische Magnetfelder, welche zusätzlich die System-Information übertragen. Hierbei wird durch einen bestimmten

Prozess die Aufmerksamkeit der körperlichen Immunabwehr auf körperfremde Substanzen sowie entzündliche Prozesse gelenkt.

Praktisch stellt sich dies wie folgt dar: Mit einer Saugsonde wird der Rücken des Klienten behandelt, welches einen starken Reiz ausübt, um die Durchblutung zu verstärken. Dies wiederum regt die Entgiftung der durch das Aufmerksamkeitssignal bestimmten körperfremden Substanzen an, und das Lymph- und Immunsystem wird aktiviert. Ein weiterer positiver Effekt ist die Lösung von muskulären Verhärtungen und Gelosen (Knötchen) im Gewebe. Die entzündlichen Prozesse werden durch Information in einen akuten und dadurch behandelbaren Zustand versetzt, damit sie ausheilen können. Denn versteckte und chronische Entzündungen schwächen permanent das Immunsystem und Beschwerden bleiben bestehen, erst wenn sie in den akuten Zustand versetzt werden, kann man die Aufmerksamkeit des Körpers auf die Reparatur lenken. Und weil durch diese Methode ebenso der Säure-Basen-Haushalt ausgeglichen wird, weil Säuren neutralisiert werden, verbessert sich obendrein der Informationsfluss im Gewebe.

Insgesamt findet demnach eine Basisentgiftung statt, durch Entzündungsprozesse marode gewordene Strukturen werden erneuert und die Immun- sowie die Bindegewebszellen werden in ihrer Funktion und Aktivität gestärkt, sodass der Organismus wieder in der Lage ist, Heilungsprozesse in Gang zu setzen.

Eine andere wichtige und sehr schnelle Entgiftungsmethode erreicht man durch das sogenannte *Carbazon*®-Verfahren. Mit Hilfe dieser Entgiftungsmethode werden Gifte, auch Schwermetalle, direkt aus dem Fettgewebe ohne Umweg über die Entgiftungsorgane Darm, Leber oder Niere ausgeleitet. Dieses Verfahren ist weltweit einmalig und wurde von Herrn Dr. Kurt Pfützner entwickelt. Auf dem Markt gibt es zurzeit nur etwa eine Handvoll Geräte. Dieses Gerät kombiniert zwei, jeweils schon für sich alleine sehr wirksame Entgiftungs-Methoden, nämlich die Entgiftung über die Haut mittels CO_2-Applikation und die Anwendung von Ozon, bei welcher ebenfalls Gifte über die Haut ausgeschieden werden.

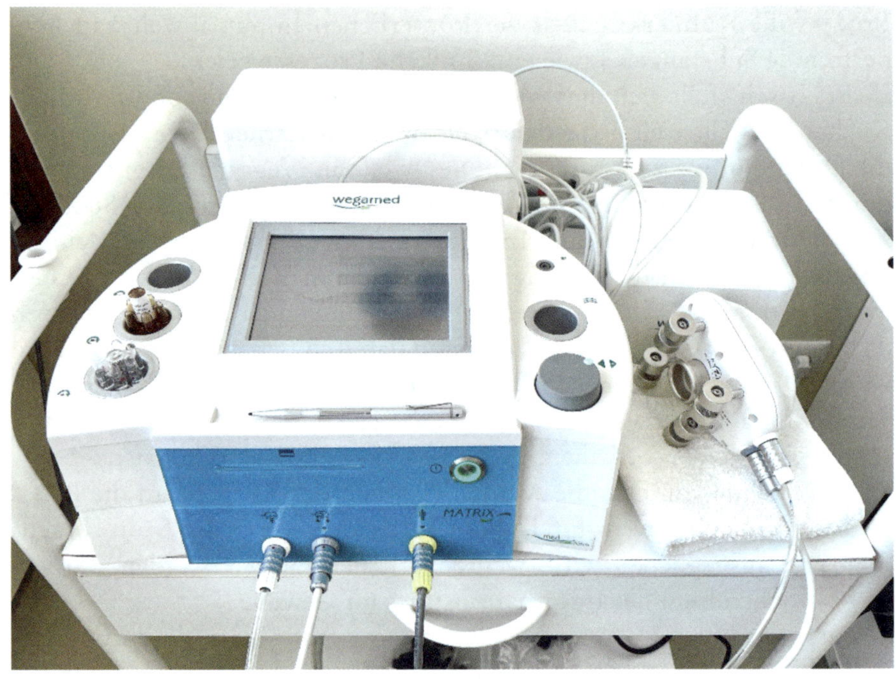

Abb. 9: Das Gerät der Firma *Wegamed* zur Entschlackung und Reinigung des „Pischinger Raumes“

Die Kombination aus beiden Methoden, kombiniert in diesem Gerät, bewirkt eine sehr effektive Entgiftung über die Haut – ohne den Organismus zusätzlich zu schädigen beziehungsweise zu belasten, zumal die Organe oft in der Art vorgeschädigt sind, dass sie ihrer Entgiftungstätigkeit nur noch schlecht bis überhaupt nicht nachkommen können. Eine Anregung der normalen Körperentgiftung kann hier fatale Verschlimmerungen auslösen, weil die gelösten Toxine nicht ausgeschieden werden können. Sie rauschen gewissermaßen einmal durch den Körper, verursachen schlimme Symptome und setzen sich erneut im Körper fest. Nicht selten haben Klienten, die in diesem Stadium der Entgiftung waren, aufgegeben, weil augenscheinlich nichts mehr half.

Die Ver- und Entgiftung im Körper sowie die *Carbozon*®-Methode funktioniert wie folgt: Die Zellen in unserem Körper verbrennen Zucker mit Sauerstoff, um daraus die zum Leben notwendige Energie zu gewinnen. Neben dieser wichtigen Energie entstehen allerdings auch Abfallprodukte wie Kohlendioxyd und Wasser. Steht nun nicht genügend Sauerstoff bereit, entstehen zusätzlich Kohlenmonoxyd, Milchsäure und andere für den Körper giftige Stoffe, die abtransportiert werden müssen. Diese Stoffe kommen zu den eingelagerten Umweltgiften noch hinzu.

Nun stellt sich die Frage, wie diese Gifte abtransportiert werden können, um nicht als Störfaktor im Körper bestehen zu bleiben. Grundsätzlich ist es zunächst wichtig, mehr Sauerstoff in den Körper zu bringen, um die Toxine zu oxydieren oder, anders gesagt, zu binden, damit sie ausgeschieden werden können. Ist nicht genügend Sauerstoff im Körper vorhanden, führt das Blut immer mehr Gifte mit sich, und die Lymphe wird mehr und mehr belastet. Nun bleibt dem Körper nichts anderes übrig, als die Gifte im Körper zu deponieren. Dies tut er nicht nur in Organen, Knochen, Gehirn oder dem zuvor beschriebenen Pischinger-Gewebe, sondern auch zu einem großen Teil im Fettgewebe. Durch diesen Entgiftungsstau und die Einlagerung der Gifte entstehen nun die verschiedensten degenerativen und zerstörerischen Krankheitsbilder. Verbergen tut sich hinter all dem wiederum als grundlegende Ursache der Sauerstoffmangel auf zellulärer Ebene.[(3)]

Aber an dieser Stelle wieder genug der Theorie, Sie möchten sicherlich wissen, was sich genau hinter dieser *Carbozon*®-Methode versteckt... Es handelt sich um ein Gerät aus der russischen Raumfahrtechnik, welches derart umgebaut und weiterentwickelt wurde, dass es als eine Art Entgiftungssauna bezeichnet werden kann. Man sitzt nackt in dieser Ein-Mann-Kabine, die ringsum verschlossen ist – lediglich der Kopf schaut heraus. Im günstigsten Fall sollte man 30 Minuten darin aufhalten, was sich tatsächlich sehr gut aushalten lässt und währenddessen man immer durch einen Therapeuten betreut ist. Die ersten zehn Minuten in der Kabine öffnet heißer Wasserdampf die Poren der Haut und bereitet somit den Körper auf die Entgiftung vor. Im zweiten

Schritt wird CO_2 hinzugeführt, welches dafür sorgt, dass die Gifte über die Haut ausgeschieden werden, dieser Prozess dauert ebenso 10 Minuten. Um – vereinfacht ausgedrückt – die Gifte unschädlich zu machen, wird in dem letzten Drittel Ozon zugeführt, welches die Gifte oxydieren lässt und somit neutralisiert. Nach diesen 30 Minuten ruht man sich zugedeckt auf einer Liege aus, damit der Körper wieder zur Ruhe kommt und noch „Nachentgiften" kann. Wichtig ist, dass man an diesem Entgiftungstag sehr viel trinkt, auch bereits vor der Anwendung und anschließend für zirka 12 Stunden nicht duscht, damit der Ausleitungsprozess nicht unterbrochen wird.

Es ist unvorstellbar, wieviel Gifte über diese Methode und vor allem ohne Umwege über die Organe aus dem Körper ausgeleitet werden können, was man sogar direkt sehen kann, denn man sitzt sowohl bei uns als auch bei Dr. Pfützner in der Kabine auf weißen Handtüchern, auf denen man nach der Sauna ausgeschwitzte schwarze oder silbrige Partikel erkennen kann, die (Schwer-)Metalle. Je nach Vergiftungsgrad und Entgiftungsbereitschaft habe ich schon mäßig viele Partikel bis wirklich enorme Verschmutzungen gesehen. Es ist unglaublich, wenn man diese Ausscheidungen sieht, dass man so viele Toxine in sich trägt beziehungsweise während nur einer Prozedur ausscheidet – und dies gänzlich ohne chemische, natürliche oder homöopathische Mittel.

Hinterher fühlt man sich deshalb auch schon viel frischer und sehr erleichtert. Auch der Körper atmet auf und merkt, dass da sehr viele Toxine auf einmal ausgeschieden wurden, sodass er oft anfängt, weitere Gifte aus dem Körper in das nun wieder etwas freier gewordene Gewebe zu schieben, um es dort abzulagern. Aus diesem Grund sind etwa 9 bis 10 Saunagänge notwendig, um den Körper erfolgreich zu reinigen. Zwischen den Anwendungen hat der Körper Zeit, sich zu regenerieren und weitere Gifte „nachzuschieben", bis eben der Körper entgiftet ist und es Ihnen sehr schnell mit viel mehr Energie, Leistungsfähigkeit, Konzentration, Entspannung und vor allem Gesundheit dankt.

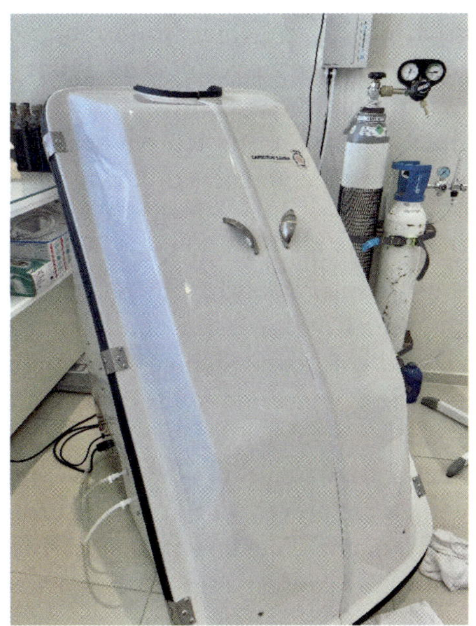

Abb. 10: Die Carbozon®-Sauna.

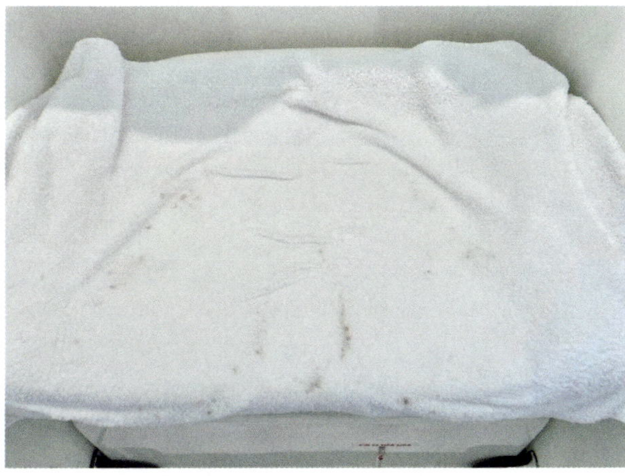

Abb. 11: Nach einer 30-minütigen Carbozon®-Sauna kann man sehr gut die ausgeschiedenen Gifte – meist (Schwer-)metalle – auf dem weißen Handtuch erkennen.

Abschließend kann ich den Tipp geben, so gesund wie möglich zu leben, um eine erneute Vergiftung zu vermeiden. Hierzu gehört, dem Körper weniger Gifte zuzuführen, das heißt, weitestgehend auf Alkohol, Nikotin, Koffein und andere für den Körper schlechte Substanzen zu verzichten. Trinken Sie bitte genügend kohlensäurefreies und mineralarmes Wasser, erhöhen Sie hierbei täglich Ihre Trinkmenge bis es zur Gewohnheit wird, viel zu trinken. Hierzu können Sie zum täglichen Ausleiten Mittel wie zum Beispiel Zeolith, Algen, Zitronenwasser, Bärlauch usw. nehmen. Ein guter Rhythmus für den Körper ist eine sechswöchige Entgiftungskur und eine zweiwöchige Aufbauphase, damit der Körper nicht ausgelaugt wird. Weiterhin sollte eine ausreichende Versorgung mit Mikronährstoffen erfolgen.

Nach einer gelungenen Entgiftungskur – egal, wie stark die Vergiftung sich gezeigt hatte –, ist anzuraten, die Toxin-Information im Körper mit einer gezielten Frequenz-Therapie zu neutralisieren, um auch auf dieser Ebene Heilung zu manifestieren, da ansonsten die alte Information erneut Gifte wie ein Magnet anziehen könnte.

Wie wichtig eine Entgiftung des gesamten Körpers gerade für den Darm ist, möchte ich im nächsten Kapitel erläutern, denn mehr Krankheiten als man vielleicht annimmt, entstehen durch zahlreiche Faktoren im Darm.

Darmgesundheit – essenziell für unser Wohlbefinden

Unser Universal-Genie, der Darm, der Sitz des Immunsystems, übernimmt ähnliche Entgiftungs-Aufgaben wie die Leber. Mit einer Oberfläche von etwa 400 Quadratmetern und mit seinen 100 Millionen Nervenzellen bildet er sogar eine Art zweites Gehirn, welches tatsächlich auch mit unserem Gehirn verknüpft ist. So entstehen nicht selten Depressionen im Darm...

Der Darm hat hauptsächlich die Aufgabe, die Zusammensetzung der Nahrung zu überprüfen und wenn nötig, die Abwehr schädlicher Bakterien, Pilze und Parasiten zu organisieren. Außerdem steuert der Darm zahlreiche Hormone und alarmiert das Gehirn, sobald Giftstoffe entdeckt werden. Weiterhin befinden sich im Darm Milliarden von Mikroorganismen, die Nährstoffe produzieren und das Immunsystem aktiv und effektiv unterstützen. So wundert es nicht, dass etwa 70% aller Abwehrzellen des Körpers in der Darmschleimhaut sitzen, in welcher spezielle Eiweißstoffe zur Abwehr fremder Substanzen gebildet werden – die Immunglobuline. Feinde des Darms sind somit verständlicherweise Antibiotika (anti bio = gegen das Leben), Cortison, künstliche Hormone, Schadstoffe im Essen und Umweltgifte, welche vor dem Abstoßen der Darmschleimhaut dort eingelagert werden. Antibiotika zerstört leider nicht nur die Krankheitserreger, sondern auch Bakterien, die wir für eine gesunde Darmflora benötigen. Das wichtige Gleichgewicht in unserem Darm ist somit gestört – und dies meist langfristig.

Nicht zu unterschätzen ist ebenfalls die Zufuhr von Antibiotika und Hormonen, die wir mit dem Verzehr von Fleisch aus Massentierhaltung zu uns nehmen. Vor allem in der Schweine- und Geflügelzucht kommt sehr viel Antibiotika zum Einsatz – und natürlich auch Hormone, die das Wachstum der Tiere beschleunigen sollen. Ebenso ist nachgewiesen, dass wir sogar mit unserem „reinen" Trinkwasser Medikamentenrückstände, Hormone und Schadstoffe aufnehmen. Wenn nun der Darm mit einer Flut schädlicher Stoffe überlastet ist, vor allem Schwermetalle, und die Entgiftungsarbeit nicht mehr in vollem Umfang leisten kann, sind Nieren und vor allem die Leber umso mehr in ihrer Ausleitungs-

Funktion gefordert. Auch umgekehrt ist dies der Fall: Ist zum Beispiel die Leber überfordert, muss der Darm „einspringen" und noch mehr Entgiftungsarbeit leisten. Ein Teufelskreis…

Weil der Körper stets sehr bemüht ist, Schadstoffe umgehend wieder loszuwerden beziehungsweise durch Einlagerung im Fettgewebe erst einmal die Hauptorgane zu schonen, hat er sich hierzu einige Strategien einfallen lassen, die wir ja schon aus dem letzten Kapitel kennen. So steigt die Anzahl der Pilze im Körper, um Gifte auszuleiten. Pilze, vor allem der Hefepilz „Candida albicans" sind in der Lage, Schwermetalle quasi Huckepack mit nach draußen zu nehmen. Allerdings ist dies eine Strategie, die mit einer geringen Belastung noch funktionieren mag und für den Körper zu bewältigen ist. Wird die Belastung durch Schadstoffe, vor allem Schwermetalle, jedoch zu hoch, nimmt der Pilz überhand. Dies wiederum stört das empfindliche Darmmilieu noch mehr, und so zeigen sich erste Beschwerden. Dieser Hefepilz lässt dann nicht nur unseren Bauch aufblähen und verschafft uns unangenehme Winde, er kann auch in andere Organe wandern und diese schädigen. Demzufolge ist nicht zu unterschätzen, wie belastend Darmpilze für die Leber sein können. Durch den Stoffwechsel der Pilze – vor allem dem durch Kohlenhydrate – entsteht hochgiftiger Methylalkohol und Ethanol. Beides kann die Leber derart belasten, dass sich Betroffene wie in einem Alkoholrausch fühlen. Man fühlt sich benebelt, schwindlig, kann Kopfschmerzen bekommen, und sogar ein schwankender Gang kann eine Folge sein. In Kliniken wird heutzutage nicht selten bei Patienten, die betrunken wirken, ohne Alkohol konsumiert zu haben, eine Belastung durch Darmpilze festgestellt.

Vor allem bei Frauen können erhöhte Konzentrationen von Hefepilzen im Darm zusätzlich eine Pilzinfektion der Scheide und Blase verursachen. Und auch, wenn Gynäkologen erst einmal mit entsprechenden Medikamenten lokal die Pilzinfektion bekämpfen, so sollte „frau" doch wissen, dass die Ursache hierfür immer im Darm liegt. Sogar eine einmalige Einnahme von einem Antibiotikum kann unsere Darmflora schon so weit schädigen, dass ein solcher Hefepilz überhand nimmt, vor allem dann, wenn das Darmmilieu schon nicht mehr in Balance ist.

Aber auch andere Pilze können das Mikrobiom sehr schädigen und zahlreiche Symptome verursachen, wobei diese Beschwerden meist erst einmal nicht mit dem Darm in Zusammenhang gebracht werden. Schimmelpilze zum Beispiel sind dafür bekannt, wenn sie in Häusern oder Wohnungen auftauchen, Krankheiten auszulösen wie Asthma oder Allergien. Weniger bekannt ist jedoch, dass diese Pilze – vor allem der schwarze Schimmel – auch Ursache für andere Krankheiten sein können. Gerade mit dem schwarzen Schimmel (Aspergillus niger) verbinden sich im Körper Schwermetalle, und Schimmelpilze sind leider in der Lage, unsere natürliche Blut-Gehirnschranke zu überwinden. So nehmen sie die Schwermetalle wie Quecksilber, Blei oder Aluminium direkt mit – in unser Gehirn. Dort wiederum lagern sich die Metalle ab und es können Krankheiten wie Demenz, Parkinson, Multiple Sklerose oder andere neurologische Erkrankungen entstehen.

Der verstorbene Vater einer Klientin von mir hatte Morbus Alzheimer und wurde nach seinem Tod auf Schwermetall-Rückstände in seinem Gehirn untersucht. Man fand sehr hohe Konzentrationen von Aluminium und anderen Metallen…

Nun könnte man aufatmen, wenn man in einem Haus oder einer Wohnung wohnt, die frei ist von Schimmelpilzen. Leider ist es jedoch so, dass man diese Pilze auch mit der Nahrung aufnimmt. Doch nicht verschimmelte Lebensmittel sind hier gemeint, sondern ein für uns ganz gewöhnlich und harmlos klingender Inhaltsstoff: Zitronensäure. Diese Zitronensäure, so sollte man dem Namen nach meinen, wird nicht aus Zitronen gewonnen. Das war früher einmal der Fall, doch man stellte sehr schnell fest, dass eine Massenproduktion von Zitronensäure hiermit nicht möglich war. Man fand allerdings heraus, dass Schimmelpilze bedingt durch ihren Stoffwechsel ebenfalls eine Säure herstellen, die der Säure aus Zitronen gleichkam. Diese Säure ist ein Abfallprodukt des Schimmelpilzes und lässt sich sehr leicht, und vor allem in großen Mengen, gewinnen. In großen Mengen deshalb, weil man im Laufe der Zeit in den Stoffwechsel der Pilze eingriff und diese gentechnisch so veränderte, dass die „Ernte“ der Säure immens gesteigert werden konnte.

Reinigt man diese Säure jedoch nur ungenügend, befinden sich Schimmelsporen darin, die wiederum in unserem Körper gut gedeihen können und sich vor allem dann vermehren, wenn wir mit vielen Schadstoffen belastet sind, aber auch, wenn das Mikrobiom durch andere Faktoren gestört ist, hierzu zählt gleichermaßen Stress. Für unsere Lebensmittelindustrie ist Zitronensäure kaum wegzudenken, weil sie Nahrungsmittel haltbarer macht und deren Farbe, Geruch und Geschmack konstant hält. Der frische Geschmack einer herkömmlichen Zitronenlimonade (in welcher Zitronensaft nur noch in kleinsten Mengen – wenn überhaupt – vorkommt) entsteht durch die Zitronensäure… Ein Klient von mir (ein 8-jähriger Junge) bekam zum Beispiel immer nach dem Genuss von Zitronenlimonade starke Kopfschmerzen.

Zitronensäure findet man unter anderem in:

- Teigwaren, wie z.B. Brot oder Brötchen. Damit erreicht man, dass die Teigwaren weicher werden, länger halten und gleichmäßiger backen (die Poren sind gleichmäßiger, ohne größere Löcher)
- Tomatenmark, Ketchup, Grillsoßen, Remoulade, Mayonnaise
- Limonaden, Eistees, Fruchtnektar, Biermixgetränke
- Industriell gefertigte Marmeladen, Gelees, Konfitüren, Desserts
- Gelierzucker
- Süßigkeiten wie Bonbons, Lutscher, Brause, Gummibärchen (mit wenigen Ausnahmen)
- Konserven, Fertiggerichte, Fertig-Fischgerichte, um den Fischgeruch zu vermeiden
- Margarine
- Viele Wurstsorten
- Fertiger Fruchtjoghurt oder Fruchtquark
- Pflegeprodukte für die Haut
- Nahrungsergänzungsmittel

Zitronensäure ist auch in Bio-Produkten zugelassen!

Eine Pilzbelastung des Darms lässt sich durch eine normale Stuhluntersuchung beim Arzt, deren Kosten die Krankenkassen übernehmen, nicht immer feststellen, da man nur einen winzigen Teil des Stuhles untersucht. Anders ist das bei umfangreicheren Untersuchungen durch spezielle Labore. Hier wird zum einen mehr Stuhl untersucht und zum anderen soll die Entnahme an verschiedenen Stellen erfolgen, denn das Wachstum der Pilze im Darm ist ähnlich des Wachstumes im Wald: An manchen Stellen findet man gleich sehr viele, an anderen Stellen gar keine, was nicht heißt, dass es in dem Wald keine Pilze gibt...

Weiterhin gibt es mittlerweile spezielle Labortests, welche Genmaterial der Pilze beziehungsweise genetische Abdrücke derselben im Stuhl nachweisen können, denn es kommt nicht selten vor, dass die Pilze auf dem Transportweg absterben und deshalb nicht mehr nachweisbar sind. Sie hinterlassen jedoch genetische Spuren, welche von modernen Labortests nachgewiesen werden können.[(4)]

Das Gute an solchen speziellen Stuhluntersuchungen ist, dass man viel mehr signifikante Werte und Aussagen über die gesamte Darmflora bekommt, zumindest über die wichtigsten Bakterien, und ob diese zu viel oder zu wenig vorkommen. Auch eine bakterielle Fehlbesiedlung des Dünndarmes kann Ursache für zahlreiche Beschwerden sein *(Small Intestinal Bacterial Overgrowth = SIBO)*. Dies kommt vor, wenn zu viele oder die falschen Mikroorganismen im Dünndarm zu gesundheitlichen Problemen führen. Eine Balance der Darmbakterien ist für unsere Gesundheit tatsächlich essenziell wichtig, da sie nicht nur Einfluss auf unsere Verdauung haben, sondern auch auf unser Immunsystem und somit auf unsere Haut und sogar auf unser Seelenleben.

Wenn man bedenkt, dass sich alleine in einem Gramm Darmschleimhaut mitunter 1 Billion Bakterien befinden, wird klar, welchen Einfluss ein gesundes Darmmilieu auf unsere Gesundheit hat und infolgedessen durch Störungen der Darmflora zahlreiche Krankheiten entstehen können.

Mir persönlich hat in meiner schlimmen Neurodermitis-Zeit der Aufbau meiner Darmflora den größten Heilungsschub beschert. Hierzu gehörte allerdings nicht allein, Darmbakterien in der möglichst richtigen Zusammensetzung einzunehmen, auch eine Ernährungsumstellung, vor allem weg von zu viel Zucker und Kohlenhydraten, half (nicht nur) meinem Darm, sich zu regenerieren. Was mir besonders gut geholfen hat und was ich auch heute noch vordergründig meinen Klienten empfehle, ist das *Regulatpro Bio*©. Unter diesem Namen findet man im Internet sehr viele Informationen, weil dieses Mittel nicht nur gut für den Darm, sondern für zahlreiche Körperfunktionen, besonders die der Zellen, ist. Es gibt sicher auch viele andere sehr gut wirksame Mittel, die ähnlich zusammengesetzt sind, dieses jedoch hat eine Besonderheit, welche es einzigartig macht.

Die Herstellung durch Kaskadenfermentation, hier einmal sehr kurz zusammengefasst: Die Vitalstoffe aus Früchten, Gemüse und Nüssen aus kontrolliert biologischem Anbau sind durch diese besondere Fermentation zum einen hochkonzentriert und zum anderen für den Körper sofort resorbierbar. Zugesetzte Laktobazillen erzeugen während der Herstellung rechtsdrehende Milchsäure, welche die Darmflora aufbaut. In den kaskadenfermentierten Regulatessenzen findet sich außerdem ein einzigartiger Enzymaufschluss mit essenziellen Aminosäuren, Polyphenolen, Flavonoiden, Vitaminen, Mineralien, uvm. Alle Enzyme sind körpergerecht aufgeschlossen, und potenziell allergieauslösende Proteine sind derart abgebaut, dass auch Menschen mit Allergien und Nahrungsmittelunverträglichkeiten dieses Mittel nehmen können. Oftmals scheiterte bei meinen Klienten die Einnahme von Mitteln, die die Darmflora und den Körper aufbauen, daran, dass sie schlicht unverträglich waren und die vorhandenen Symptome noch verstärkten. Viele nehmen oftmals lieber gar nichts mehr, als sich den Risiken einer Unverträglichkeit auszusetzen. Und bei der Fülle der Mittel für Darmaufbau, die es heutzutage gibt, ist es für viele Klienten sehr schwer, ein geeignetes und verträgliches Präparat zu finden.

In den meisten Mitteln, die sich aus den verschiedensten Darmbakterien zusammensetzen, fehlt zum Bespiel meist nie der Laktobazillus casei, welcher für Menschen mit Histamin-Intoleranz unverträglich ist, weil eben diese Bakterienkultur noch mehr Histamin bildet (was für gesunde Menschen keinerlei Probleme darstellt). Und so gibt es bei den verschiedensten Präparaten auf dem Markt auch ganz unterschiedliche Zusammensetzungen, auf welche Menschen mit Intoleranzen sehr achten müssen.

Bei meinen Klienten konnte ich beobachten, dass auch diese mit Intoleranzen *Regulatpro Bio©* gut vertragen. Manchen empfehle ich allerdings, das Präparat langsam einzuschleichen, damit sich der Körper daran gewöhnen und allmählich die Regulation beginnen kann. Man weiß inzwischen ebenso, dass gerade die Aufnahme von bestimmten Laktobazillen antiallergische Effekte hat, sodass man hier auf eine gute Versorgung achten sollte. Dies gewährleistet das *Regulatpro Bio©* ebenfalls, und es kommt in der Folge tatsächlich zu weniger allergieauslösenden Überreaktionen des Körpers.

Ich spreche hier tatsächlich aus eigener Erfahrung, da es sehr meine Gesundheit unterstützt, und auch vielen meiner Klienten hat es auffallend gut geholfen, ihr Körpersystem wieder in „Regulation" zu bringen. Alles was ich an Therapien und Präparaten weitergebe und stetig optimiere, habe ich immer erst einmal selbst an mir getestet.

In Bezug auf mein früheres Neurodermitis-Problem möchte ich noch erwähnen, dass man in der Darmflora kleiner Kinder, die mit Neurodermitis geplagt sind, mehr Clostridien (anearobe, sporenbildende Bakterien, die unter anderem Durchfälle und Bauchkrämpfe auslösen können) bei gleichzeitig zu wenig Bifidobakterien und Laktobazillen findet. So kann eine frühzeitige probiotische Behandlung mit geeigneten Mitteln zum gezielten Aufbau der Darmflora das Auftreten von Nahrungsmittelallergien, Nahrungsmittelunverträglichkeiten und eben Hauterkrankungen wie Neurodermitis komplett verhindern. Auf diese Weise habe ich sogar schon Schwangere, die selbst Allergien, Unverträglichkeiten oder Hauterkrankungen hatten, mit einem gezielten Darmaufbau und der Gabe von zum Beispiel *Regulatpro Bio©* geholfen, ihre eigene Gesundheit zu verbessern, aber gleichzeitig auch die der ungeborenen Kinder. Diese Kinder kamen ohne die befürchteten geerbten beziehungsweise übernommenen Beschwerden der Mutter zur Welt. Hätte man dieses Wissen bereits vor vielen Jahren in Arztpraxen gehabt, wäre nicht nur mir viel Leid erspart geblieben...

Ein weiterer wichtiger Punkt in Bezug auf die Darmgesundheit ist das heutzutage oft genannte „Leaky Gut". Dies bezeichnet die Durchlässigkeit der Darmwand, was wiederum heißt, dass die Darmschleimhaut nicht mehr intakt ist und ihrer Aufgabe, der Abwehr von Krankheitserregern und der Verhinderung des Durchtritts von Giften oder anderer Abfallprodukte des Darmes, nicht mehr ausreichend nachkommen kann. Aus diesem Grund werden die Abfallprodukte nicht mehr einfach nur ausgeschieden, sondern dringen durch die „löchrige" Darmwand zurück in das Blut- und Nervensystem – mit zahlreichen unerwünschten Symptomen. Auch hier kann ich nur empfehlen, durch die beschriebenen Maßnahmen die Darmflora wieder in ein gesundes Gleichgewicht zu bringen. Außerdem benötigt der Darm hierzu noch Glutamin, um eben diese Durchlässigkeit zu reduzieren.

Wichtig zu wissen ist auch, dass der Körper durch eine gestörte Darmflora nicht ausreichend mit Nährstoffen versorgt werden kann. Aber auch der Darm benötigt Vitalstoffe, um seine Funktionen gut zu erhalten – und zum Beispiel der Entstehung eines Leaky Guts entgegenzuwirken. Hier sehen wir wieder, wie wichtig es ist, das Gesamtbild des Menschen zu betrachtet und nicht nur einen kleinen Ausschnitt von ihm.

So halte ich es in meinem Institut und so schaue ich mir die Menschen an, die zu mir kommen. Die Ursache herauszufinden, zu schauen, wo Defizite vorliegen oder etwas aus der Balance gekommen ist, sehe ich als meine Aufgabe. Es gilt die Zusammenhänge zu wissen und zu sehen und somit auch schneller herauszufinden, wo die Hauptgründe der Beschwerden liegen. Eine Symptombehandlung kann zwar anfangs indiziert und auch erleichternd wirken, um erst einmal den hohen Leidensdruck zu nehmen, doch letztendlich müssen die Ursachen gefunden und behoben werden.

Manchen Klienten geht es sehr schnell besser, wenn man erst einmal anfängt, die fehlenden Vitalstoffe zuzuführen – natürlich nur durch vorhergehendes Testen und Kontrolle der Blutwerte. Allein hierdurch verschwinden oft schon einige der Beschwerden. Genau so ist es beim Aufbau der Darmflora. Beachtet man hier zusätzlich einige Gesundheitstipps (siehe „Gesundheitstipps“ ab S. 96) und bringt den Darm durch gezielten Aufbau der Flora wieder ins Gleichgewicht, werden wir das mit zunehmender Fitness und Wohlergehen gedankt bekommen.

Im nächsten Kapitel möchte ich deshalb nochmals in einem anderen Zusammenhang darauf eingehen, wie wichtig eine gut aufgebaute Darmflora und auch Vitalstoffe für das Immunsystem sind, denn gerade zurzeit (im Jahr 2021) werde ich oft gefragt, wie man sich vor Virusinfektionen, aktuell durch das Corona-Virus, schützen kann.

Zu dem Thema Darmgesundheit habe ich abschließend noch eine Buchempfehlung für Sie. In diesem Buch werden die Zusammenhänge zwischen Darmgesundheit, Ernährung und Wohlbefinden sehr gut beschrieben: »Die Weizenwampe« von Dr. med. William Davis, erschienen im Goldmann-Verlag.

Viren, Parasiten, Bakterien, Pilze – die etwas andere Sichtweise

Eine winzig kleine Mikrobe hält seit 2020 die gesamte Weltbevölkerung in Atem und beschäftigt sowohl Menschen, Politik, Wirtschaft und das gesamte gesellschaftliche Leben aller Länder: ein Virus namens Covid-19. Und keiner von uns hätte jemals gedacht, dass einmal ein Virus zu solch einem (traurigen) Weltruhm kommt.

Dies soll aber keine Abhandlung über dieses spezielle Virus sein, sondern über Mikroben im Allgemeinen, zumal ich diese in Bezug auf meine Ansicht von solchen sowie deren Behandlung völlig gleich sehe – ganz egal, wie sie heißen. Die Symptome, welche sie im Körper hervorrufen können, sind sehr wohl unterschiedlich, auch weichen die Ansteckungsformen voneinander ab, jedoch bleibt meine Grundhaltung, was deren Ausbreitung und Behandlung angeht, bei allen Arten die gleiche, denn vor einer Ansteckung und der Schwere der Erkrankung steht das Körper-Milieu, denn:

„Die Mikrobe ist nichts, das Milieu ist alles!“

(Antoine Béchamp, französischer Arzt, Chemiker und Pharmazeut, 1816-1908)

Dies umfasst nicht nur das allgemeine Milieu, wie zum Beispiel den Zustand des ph-Wertes, sondern ganz speziell das Darmmilieu, die Darmflora. Somit ist nicht die Virologie entscheidend beim Kampf gegen Viren, sondern meiner Meinung nach vielmehr die Immunologie. Dies war schon immer so – und so verhält es sich auch bei Corona-Viren –, dass der Verlauf einer Virusinfektion bei verschiedenen Menschen ganz unterschiedliche Verläufe annimmt. Bei dem einen verläuft die Ansteckung völlig unbemerkt ohne Symptome, ist aber nachweisbar, ein anderer bekommt leichte Symptome, und wieder ein anderer bekommt heftigste Reaktionen, ja sogar Sterbefälle sind möglich.

Die unterschiedlichen Verläufe begründen sich darin, dass das Milieu, der körperliche Zustand jedes Einzelnen, ein anderer ist. An vorderster Stelle steht hier natürlich der Darm mit seinem Mikrobiom – der unglaublichen Welt der Bakterien und deren Zusammenspiel. Ist dieses Mikrobiom, die Darmflora, im Gleichgewicht, ist das Immunsystem gestärkt und kann Eindringlinge wie Mikroben oder Parasiten gut abwehren. Doch dieses Gleichgewicht ist ein sehr sensibles und schon allein Stress hat negativen Einfluss hierauf, mal ganz abgesehen von Antibiotika und vielen anderen Medikamenten. Aber auch Umweltbelastungen wie Schwermetalle, Pestizide oder künstliche Zusatzstoffe aus der Nahrung schädigen das Milieu ganz entscheidend, wie ich bereits erwähnte.

Treffen nun Viren, Bakterien oder Parasiten auf ein bereits sehr gestörtes Milieu, können sie sich schnell ausbreiten, denn der Körper beziehungsweise das Immunsystem hat dem kaum etwas entgegenzusetzen. Ebenso beschreibt die Lehre vom Pleomorphismus die Wandelbarkeit von Mikroorganismen – egal ob gesundheits-erhaltende oder krank machende. Der Pleomorphismus stellt fest, dass sich Mikroorganismen wie Bakterien, Pilze oder auch Viren nicht nur in ihrer endgültigen Form, sondern auch als Sporen (wie zum Beispiel Clostridien) in einem Körper befinden. Was sich aus den Sporen entwickelt oder ob überhaupt daraus ein Erreger entsteht, das liegt entscheidend am Zustand des Milieus. Ist das Milieu eines Menschen im Ungleichgewicht, können sich demnach aus den Sporen nicht nur lebensfähige Erreger bilden, sondern ebenso solche, die sich dort wunderbar vermehren können. Greift man nun positiv in das Milieu ein, entwickeln sich die Erreger wieder zurück in ihre Sporenform. Die für uns zum Beispiel guten Bakterien allerdings können sich in einem guten Milieu wunderbar vermehren.

Doch wie erschafft man ein gutes Milieu und damit Gesundheit? An erster Stelle steht meiner Meinung nach die Entgiftung des Körpers von Umweltgiften, aber auch von Parasiten, welche nicht zu unterschätzen sind. Auch sie sollen zum Beispiel für die Entstehung von Tumoren oder anderen Erkrankungen verantwortlich sein. So waren früher regelmäßige Wurmkuren keine Seltenheit, heute beschränken sie sich auf unsere Tiere, da wir in einer sehr viel hygienischeren Zeit leben als damals. Dennoch gilt es zu beachten, dass wir – anders als früher – auch in einer sehr viel umweltfeindlicheren Zeit leben und stark Umweltgiften ausgesetzt sind, welche wiederum unser gesundes Milieu schädigen und somit nicht nur Viren, sondern auch Parasiten wieder beste Überlebensräume finden. Und wie so viele andere chronische Krankheiten, rufen auch Parasiten keine bestimmten Krankheiten hervor, sondern die unterschiedlichsten Symptome. So hat der eine Hautprobleme oder Allergien, ein anderer zum Beispiel Verdauungsprobleme durch diese winzig kleinen Tierchen.

Aber auch Pilze, wie zum Beispiel der Hefepilz Candida oder auch Schimmelpilze, sind Erreger, die sich im Körper vermehren können, wenn das Milieu nicht stimmt. Auch diese können, wie wir jetzt wissen, zu den verschiedensten Symptomen führen, jedoch gehen mit ihnen oftmals ein aufgeblähter Bauch und Verdauungsprobleme einher. Aber auch Müdigkeit, Kopfschmerzen oder Depressionen können eben durch einen starken Pilzbefall ausgelöst werden.

Wie bekommt man nun aber die Plagegeister, die Erreger, wieder los? Wenn der Körper bereits eine chronische Belastung durch Parasiten, Pilze und Viren aufweist, sollte man zuerst schauen, in welchen Bereichen das Körpersystem grundsätzlich Störungen aufweist. Das können, wie bereits erwähnt, Gifte sein, die sich zuhauf im Körper eingelagert haben und/oder es besteht ein Vitamin- und Mineralienmangel, den man dringend beheben sollte. Ein Darmaufbau kann ebenfalls für Abhilfe sorgen usw. Ein Vorteil sind die vielfältigen Messmethoden, mit welchen ich herausfinden kann, welchen Bedarf der Körper am dringendsten hat, sodass man Stück für Stück wieder ein gesundes Milieu erschaffen kann.

Weiterhin gibt es die Möglichkeit, Viren, die sich durch eine frühere Infektion eingelagert haben, mit meinen Behandlungsmethoden wieder besser aus dem Körper auszuleiten. Hatte man zum Beispiel als Kind das Pfeiffersche Drüsenfieber, kann man später immer noch diese Viren beherbergen, auch nur Sporen davon, die sich bei einer körperlichen

Schwäche eben wieder zu Viren entwickeln und dabei den Wirt, den Menschen, schwächen. Aber auch, wenn man sich angesteckt hatte, aber keine Symptome zeigte, kann dies passieren.

Nun ernährt sich der Epstein-Barr-Virus ausgesprochen gerne von zum Beispiel Stresshormonen und Schwermetallen. Das heißt, hat man zu viele davon im Körper, schafft man diesem Virus ein Milieu, in welchem er gut gedeiht. Die Folgen sind dann nicht zwangsläufig eine erneute Drüsenfieber-Erkrankung, sondern können einfach eine Schwächung des gesamten Körpers sein. Auch kann er als Folgeerscheinung Hörprobleme hervorrufen, chronische Nebenhöhlenentzündung, Schilddrüsenprobleme, starke Müdigkeit, eine Schwächung der Leber, grippeähnliche Symptome usw. Bei solchen vielfältigen Beschwerden gehen die Patienten oft von Arzt zu Arzt oder Therapeut zu Therapeut, ohne die Ursache zu kennen, denn die Behandlung ist hier meist nur symptombezogen und schafft nur kurzfristige Erleichterung.

Wenn ich durch meine Messergebnisse sehe, dass eine Belastung durch ein bestimmtes Virus vorliegt und alle anderen Maßnahmen, wie Ausleitung und Vitaminaufbau, greifen, kann man Viren auch gezielt ausleiten. Gleiches gilt für Parasiten und Pilzbelastungen. Macht man dies mit herkömmlichen Methoden, die diese Erreger einfach „nur" abtöten, kann es passieren, dass man die Ausleitung sehr schwer verkraftet, weil der Körper auf die Toxine, die diese Erreger beim Absterben ausscheiden, mit heftigen Vergiftungssymptomen reagieren kann. Man wird – je nach Ausleitungstherapie – mit diesen sogenannten Afla-, Endo- und Ektotoxinen völlig überschwemmt, was der Körper meist nur schwer verkraftet und ihn an die Grenzen seiner Belastungsfähigkeit bringt.

Neben einer medikamentösen und homöopathischen Behandlung ist die Ausleitung mit sogenannten Zappern bekannt. Diese gibt es mittlerweile von mehreren Herstellern und ihr Einsatz für viele Therapien ist sehr gut und hilfreich. Diese Geräte gibt es sogar für den eigenen Gebrauch zu Hause, was ich bei bestimmten Gesundheitsthemen für durchaus sinnvoll halte, allerdings empfehle ich nicht die Ausleitung von Erregern mit diesen Geräten, denn nicht jeder verträgt die gleiche Intensität dieser Frequenzen, was zur Folge hat, dass viel zu viele Abfallprodukte der abgestorbenen Erreger den Organismus überschwemmen. Unsere Ausscheidungs- und Entgiftungsorgane können diese Flut nicht bewältigen, was zu einer zusätzlichen Vergiftung führt.

In meinem Institut nutzen wir zum Ausleiten von Erregern den Power Tube *QuickZap*®. Diese Technologie mag ähnlich klingen wie die klassischen Zapper, basiert allerdings auf einem anderen Funktionsprinzip, nämlich der symmetrischen Wechselspannung und arbeitet mit drei speziellen Obertonfrequenzen. In die Praxis umgesetzt heißt dies, dass diese Frequenzen eine besondere Schwingung des Gewebes veranlassen. Durch diese spezielle Schwingung entzieht man den Erregern den Nährboden. Sie fühlen sich dadurch gestört und extrem unwohl und können in dieser Schwingung nicht weiter überleben, sodass sie nicht absterben, sondern durch die rhythmische Verwirbelung verdrängt und „im Ganzen" ausgeschieden werden. Auf diese Weise kann man auf eine etwas sanftere, aber dennoch effektive Art, Erreger zielgerichtet ausleiten.

Ebenfalls besteht die Möglichkeit, dass man Erreger mit der Methode der programmierten Karten ausschwemmt. Welche Methode die beste für den Klienten ist, muss man anhand verschiedenster Parameter und anderen Untersuchungsergebnissen entscheiden. Auf jeden Fall kann man sagen, dass eine Ausleitung nicht immer mit heftigen Erstverschlimmerungen verbunden sein muss – wichtig ist aber immer, dass man vorab das Milieu in ein gesundes Gleichgewicht bringt.

Für viele stellt sich nun sicherlich die Frage, was man tun kann, wenn einen tatsächlich eine Viruserkrankung erwischt. Wie kann man sich im akuten Fall helfen? Hier empfehle ich, hochdosiert Vitamin C und D, Zink, Curcuma sowie DMSO zu nehmen. DMSO (Dimethylsulfoxid) ist ein organisches Lösungsmittel und wirkt im Körper antimikrobiell, schmerzstillend und entzündungshemmend.

Die Vitalfeldtherapie

Das Vitalfeld – nicht zu verwechseln mit der Aura des Menschen – umgibt und durchdringt unseren Körper. Dieses Feld steuert lebenswichtige Abläufe und Energieumwandlungsprozesse im Körper und kann mit einer speziellen Vitalfeldtechnologie gemessen, analysiert und behandelt werden. Das Vitalfeld eines jeden Menschen ist so individuell und einzigartig wie ein Fingerabdruck.

Im Prinzip beruht dieses System auf den Erkenntnissen, dass Organe bestimmte elektrische Felder erzeugen. So fand man heraus, dass zum Beispiel das Herz eine elektrische Aktivität besitzt, woraus man die Möglichkeit entwickelte, den Herzrhythmus zu messen – das heutige EKG (Elektrokardiogramm). Basierend auf einer Reihe von Studien auf dem Gebiet körpereigener Felder entstand außerdem das EEG (Elektroenzephalogramm) zur Messung von Gehirnströmen. Hier gelangte man zu der Erkenntnis, dass nicht nur das Herz oder Gehirn bestimmte Ströme haben, die man messen kann, sondern dass alle Körperbereiche, alle Organe, messbar sein müssen. Die Forschungsergebnisse aus vielen Jahrzehnten zeigen, dass eine Steuerungsebene des Körpers elektromagnetisch ist – und damit messbar über Frequenztechnologie. Dieses biophysikalisch messbare Feld des Körpers stellt das Vitalfeld dar, über welches alles im Körper elektrisch, magnetisch, elektromagnetisch und eben rhythmisch miteinander vernetzt ist.

Auch wenn diese wichtigen Prozesse des Körpers nicht universitätsmedizinisch in allen Teilen anerkannt sind, so denke ich, dass genau das die Medizin der Zukunft darstellen wird – zumindest in großen Teilen. Denn durch diese Messung kann man unter anderem erkennen, in welchen Organen oder Körpersystemen ein Ungleichgewicht besteht, noch bevor es sich auf Körperebene mit Symptomen zeigt. Hier kann man also frühzeitig mit der Regulation beginnen und präventiv arbeiten. Man könnte diese Technik auch als ein Frühwarnsystem bezeichnen.

Dieses Verfahren liefert keine Diagnosen oder Therapien im schulmedizinischen Sinn, eine Messung liefert jedoch Werte über die Zellbeschaffenheit, das Energieniveau allgemein, die Regulationsfähigkeit, die Ausgeglichenheit des Feldes und die Belastbarkeit und vieles mehr. Alle hier gemessenen Parameter sind wichtig für die Ausarbeitung eines individuellen Behandlungsplanes.

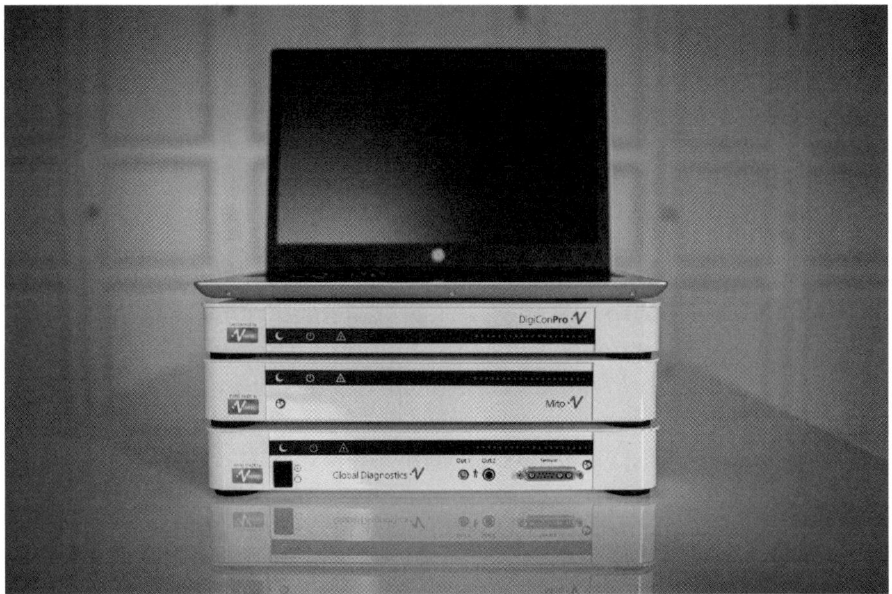

Abb. 12: Das Komplettsystem der Firma *Vitatec* zur Messung des Vitalfeldes eines Menschen.

Diese Messdaten helfen mir enorm, die Gesundheit meiner Klienten zu unterstützen, zu erhalten und zu fördern. Hier kann ich auch in bestimmten Zeitabständen bei erneuten Messungen sehen, inwieweit die getroffenen Maßnahmen ihre Wirkung zeigen oder ob in bestimmten Bereichen eine Feinjustierung erforderlich ist. Ich möchte diese Methode zur Unterstützung meiner Behandlungswege nicht mehr missen. Außerdem liefert diese Methode nicht nur wichtige Parameter und Aussagen über das Vitalfeld, sondern kann diese auch ausgleichen beziehungsweise anregen. Dies kann vorübergehend zur Folge haben, dass der Körper beginnt, sich zu regulieren. Dies nennt man eine „Heilreaktion", welche absolut erwünscht ist, denn dann reagiert der Körper gut mit seinen eigenen Regulationsmechanismen – er beginnt sozusagen mit dem Aufräumen. Man sollte dabei viel trinken, um alte belastende Stoffe ausscheiden zu können und sich auch etwas Ruhe gönnen, damit der Körper diese neuen positiven Einflüsse gut und optimal verarbeiten kann.

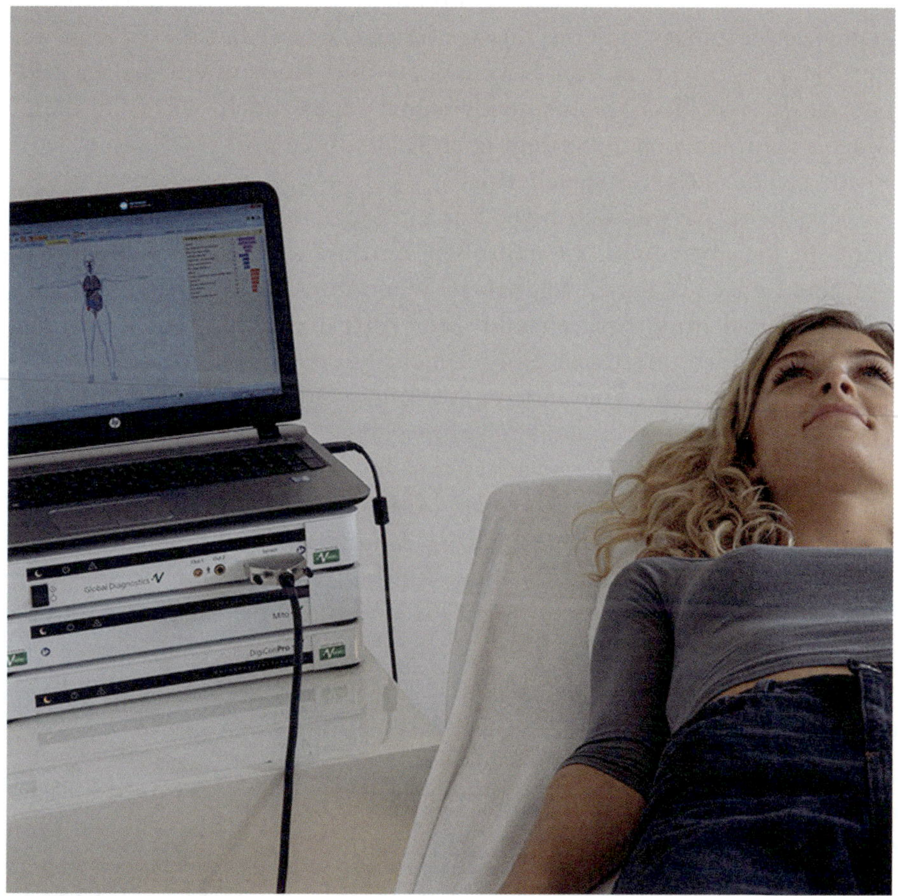

Abb. 13: Das Vitatec-System während einer therapeutischen Sitzung.

Mitochondrien – unsere Zellkraftwerke

Die Mitochondrien sind zwar nur kleinste Bestandteile in den Zellen, aber von großer Bedeutung, weil ihre Hauptaufgabe darin besteht, Energie zu produzieren. Mitochondrien sind teilweise runde Gebilde oder sehen ein bisschen aus wie Bohnen und sind von einer inneren und einer äußeren Membranschicht umhüllt. Zwischen den Membranschichten befindet sich eine flüssige Matrix, in welcher die Energie aus der Nahrung in Form von Eiweiß, Fett und Kohlenhydraten in Zellenergie, das ATP (Adenosintriphosphat), gewandelt wird. In dieser Matrix befinden sich außerdem noch Ribosomen und ein Genom, worin ein Teil der DNA gespeichert ist.

Man sieht, dass es sich hier zwar um kleinste Bestandteile der Zelle handelt, die aber einen riesengroßen Einfluss auf unsere Gesundheit, vor allem unser Energielevel, haben. Wenn nun also die Mitochondrien nicht optimal funktionieren und ihrer Aufgabe nachkommen können, ist unser Gehirn und unser Körper nicht hundertprozentig leistungsfähig. Dies kann sich unter anderem in Müdigkeit, körperlicher und geistiger Erschöpfung, aber auch Schlaflosigkeit, Allergien, Bluthochdruck, Hormonstörungen, Übergewicht oder Infektanfälligkeit zeigen. Menschen, bei denen die Funktion der Mitochondrien optimal ist, wirken auch im Alter körperlich und geistig sehr vital. Doch auch hier muss man erwähnen, dass heutzutage der Einfluss von schädlichen Umwelteinflüssen, wie z.B. Elektrosmog, Gifte, Mangelernährung, ungesunder Lebensstil, usw., negativ auf die Zellen, aber vor allem auch auf die Mitochondrien, wirken. Diese mangelnde Funktion der Mitochondrien, die aus negativen Umwelteinflüssen entsteht, zählt zu einer der Hauptursachen heutiger Volkskrankheiten.

Nun hat man ein Verfahren entwickelt, mit welchem man die Regeneration der Zellen und die Bildung neuer Mitochondrien anregen kann – das Hypoxie-Training. Ganz genau nennt man das Verfahren Sauerstoff-Intervall Hypoxie-Hyperoxie (IHHT) oder einfach Höhentraining, welches jedoch nicht mit einem Höhentraining für Leistungssportler zu vergleichen ist.

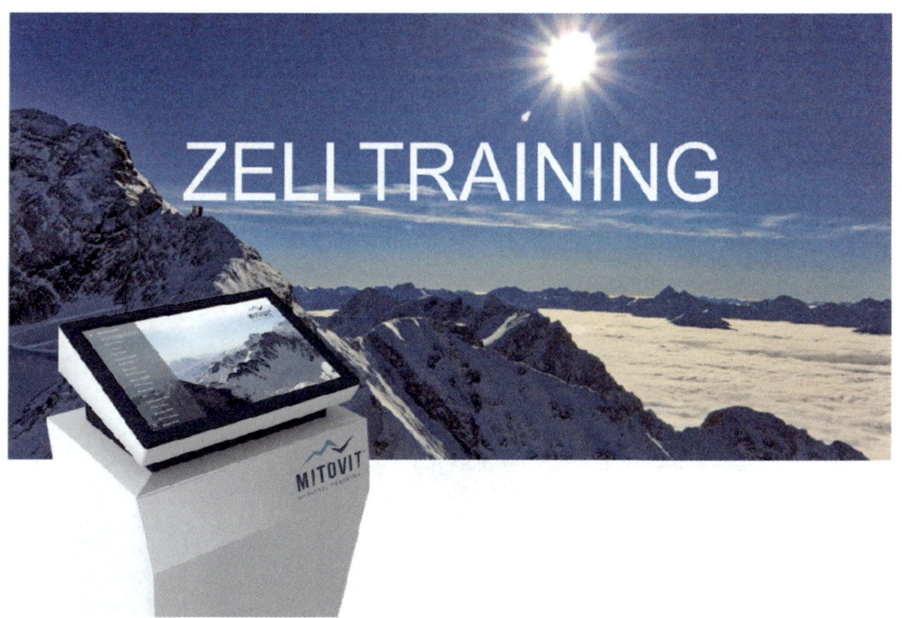

Abb. 14: Das *Mitovit*-Höhentrainingsgerät.

Eine regelmäßige Anwendung des Verfahrens hat aber tatsächlich in etwa den gleichen Effekt wie zum Beispiel ein mehrwöchiger Aufenthalt in den Alpen, denn mit zunehmender Höhe nimmt der Luftdruck durch eine verringerte Anzahl an Sauerstoffmolekülen ab – so wird in der Höhe die Luft sprichwörtlich immer dünner. Um nun aber den Körper in der Höhe dennoch mit Sauerstoff zu versorgen, atmen wir schneller und reagieren mit einem erhöhten Puls. Hierdurch verstärkt sich die Produktion roter Blutkörperchen, womit dann wiederum mehr Sauerstoff in und durch den Körper transportiert werden kann. Diese Anpassung des Körpers an die sauerstoffarme Luft nennt man Hypoxie. Langfristig erreicht man dadurch eine Leistungssteigerung.

Nun wird bei dem entwickelten Verfahren mittels *Mitovit®* nur in kurzen Intervallen Hypoxie geatmet, welches hauptsächlich dazu dient, die geschwächten Mitochondrien zu regenerieren und die Bildung neuer Mitochondrien anzuregen. Und neben einer Verbesserung der Regulation des vegetativen Nervensystems trägt es auch dazu bei, den Blutdruck zu senken sowie den Fettstoffwechsel anzuregen.

Wichtig ist für mich zu sehen, dass meine Klienten, die dieses Verfahren nutzen, vitaler und gesünder werden und auf diese Weise einige chronische Leiden mit der Zeit verschwinden können.

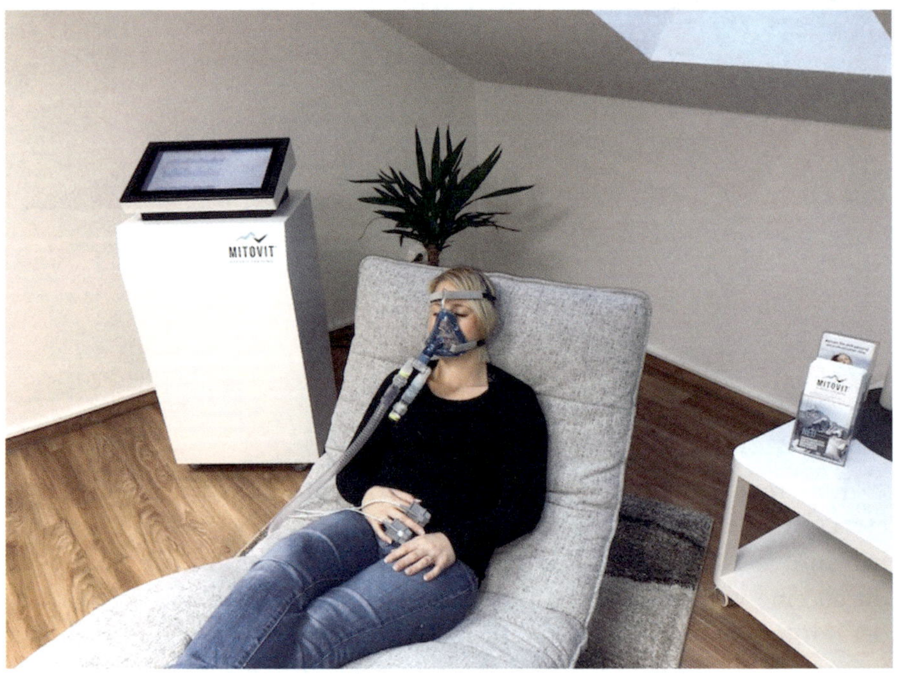

Abb. 15: Das *Mitovit*-Höhentrainingsgerät während einer Anwendung.

Sie liegen während der Anwendung entspannt auf einer bequemen Liege. Ihr Sauerstoffgehalt und Ihr Puls werden während der kompletten Zeit (40 Minuten) permanent mit Hilfe von zwei Pulsoximetern überwacht. Sollte die Sauerstoffsättigung tatsächlich absinken, wird automatisch gegengesteuert. Dies ist wichtig zu wissen, denn einer der meistgestellten Fragen meiner Klienten ist, ob man denn genügend Luft bekomme oder es wie in der Höhe zu Atemnot kommen könnte. Hier kann ich sagen, dass dies ausgeschlossen ist, denn man bekommt in kurzen Intervallen einmal mehr und einmal etwas weniger Sauerstoff. Man merkt jedoch die einzelnen Intervalle nicht, sondern atmet während der gesamten Zeit völlig normal. Man könnte währenddessen sogar Sport treiben, was keinen Unterschied machen würde. Allerdings ist diese entspannte Lage für den positiven Effekt sehr viel besser.

Alle Altersgruppen, egal in welchem körperlichen Zustand, können dieses Verfahren problemlos anwenden.

Hier noch einmal zusammengefasst die positiven Effekte dieses Verfahrens:

- Erleichterte Gewichtsabnahme durch Aktivierung des Fettstoffwechsels
- Steigerung der physischen und mentalen Leistungsfähigkeit
- Leistungssteigerung des Herz-Kreislaufsystems
- Stärkung des Immunsystems
- Mehr Zellenergie
- Verkürzung der Regenerationszeiten bei Krankheiten
- Größerer Schutz vor oxidativem Stress
- Balancierung und Aktivierung der Hormonfunktion
- Verbesserung der Haut
- Schnellerer Abbau von Lactat

Die Wirk-Mechanismen des Verfahrens des *Mitovit*®-Gerätes sind sogar seit der Verleihung des Medizin-Nobelpreises 2019 weltweit wissenschaftlich anerkannt.[5]

Hormonersatztherapie – natürlich nur natürlich

Ein harmonisches, ausgeglichenes Zusammenspiel der zahlreichen Hormone in unserem Körper ist für unser körperliches, aber auch in hohem Maße für unser seelisches Gleichgewicht wichtig. Auch haben sie eine bedeutende Funktion in Bezug auf den Alterungsprozess.

Leider gibt es noch zahlreiche Ärzte, die hier keine ganzheitliche Betrachtungsweise befürworten – der Allgemeinmediziner schaut nach den Hormonen der Schilddrüse, der Gynäkologe nach den Geschlechtshormonen. So habe ich schon Aussagen gehört, dass das eine mit dem anderen doch gar nichts zu tun habe, was es jedoch sehr wohl hat. Ein gestörter Cortisol-Spiegel zum Beispiel hat immer auch Einfluss auf die Funktion anderer Hormone, und so auch zum Beispiel auf die Funktion der Schilddrüse. Und sind die Hormonwerte der Schilddrüse aus der Balance, hat es sehr wohl auch Einfluss auf die Geschlechtshormone.

Von besonderer Bedeutung ist ebenfalls eine gute Versorgung mit Vitamin D3, weil es als Hormonvorstufe unter anderem für die Bildung von Hormonen zuständig ist. Genauso verhält es sich mit dem oftmals vermaledeiten Cholesterin. So kam ein Klient zu mir, der mir erzählte, sein Hausarzt wäre sehr stolz auf seine niedrigen Cholesterin-Werte und vermutete, dass er sicherlich sehr gesund lebe. Dieser Mann im mittleren Alter hatte jedoch Probleme mit seinem Hormonhaushalt, was unter anderem an diesen niedrigen Cholesterin-Werten lag. Hier wird uns immer erzählt, dass man sehr auf sein Cholesterin achten müsse, damit es ja nicht zu hoch ist. Was auch richtig ist, zu hohe Werte bergen wiederum andere Risiken. Sind die Werte jedoch niedrig, ist das immer ein Hinweis für mich, dass es negative Auswirkungen auf den Hormonhaushalt hat. Hier sehen wir wieder, wie wichtig eine ganzheitliche Betrachtung des Körpers ist und dass alles mit allem zusammenhängt.

Meinem Klienten riet ich damals zu einer Ernährungsumstellung, Entgiftung, zum Aufbau der Vitalstoffe und einer Untersuchung des Hormonstatus durch den Speicheltest, was er auch tat. Er bekam nachfolgend eine Creme mit den entsprechenden fehlenden (bioidentischen!) Hormonen zusammengestellt, die ihm half, wieder ein hormonelles Gleichgewicht zu bekommen. Meiner Meinung nach kann dies aber nur ein vorübergehendes Hilfsmittel sein, um aus der akuten Problematik herauszukommen. Unser Körpersystem ist grundsätzlich so erschaffen, dass es eigenständig die Hormone in Balance halten kann. Auch hier gilt es, die Ursache der Hormonstörung zu finden und an der Wurzel zu behandeln.

Und auch hier muss ich betonen, dass der Körper meist mit zu vielen Giftstoffen belastet ist, die das Hormongleichgewicht in hohem Grad stören und beeinflussen. Ich habe nicht selten erlebt, dass allein eine gute Entgiftung und Aufbau der Vitalstoffe die Hormone wieder in ein gesundes Gleichgewicht bringen. In der Zwischenzeit rate ich dazu, die Defizite mit bioidentischen Hormonen auszugleichen.

Mit meinen Messmethoden kann ich erkennen, ob und welche Hormone aus dem Gleichgewicht sind und habe somit schon einmal einen wichtigen Anhaltspunkt, was die weitere Therapie angeht. Dennoch rate ich meinen Klienten, die genauen Hormonwerte durch einen Spezialisten bestimmten und auswerten zu lassen. Dieser benötigt hierzu einige Blutwerte, auch die der Schilddrüse, aber vor allem natürlich den Hormonstatus, der über einen Speicheltest bestimmt wird. Ich persönlich arbeite gerne mit Dr. med. Armando Farmini aus Salzburg zusammen, weil er große Erfolge und langjährige Erfahrungen in der Hormonersatztherapie hat. Auf seiner Internetseite (www.drfarmini.com) finden Sie hierzu bei Interesse entsprechende Informationen und Fachvorträge. Ärzte oder Naturkundler, die Hormontherapien anbieten, sollten meiner Meinung nach so vorgehen wie Dr. Farmini. Ich empfehle auf jeden Fall dringend, sich vorher genau zu erkundigen, welche Verfahrungsweisen angeboten werden, bevor man sich für einen Therapeuten entscheidet.

Der Speicheltest zum Bestimmen des Hormonstatus‘ ist sehr viel genauer und aussagekräftiger als ein Hormonstatus, der von Gynäkologen über das Blut bestimmt wird. Über das Blut ermittelte Werte sind immer nur Momentaufnahmen und unterliegen hohen Schwankungen.

Durch eine Analyse dieser Speichel-Werte kann man nun sehen, welche Hormone aus dem Gleichgewicht sind und diese mit Hilfe von bioidentischen Hormonen substituieren. Die genaue Zusammensetzung, die Menge der Hormone und die Art der Einnahme (durch eine Creme, Kapseln, Lutschtabletten oder Zäpfchen) kann man anhand der getesteten Werte genau bestimmen. Die Dosierung muss jedoch regelmäßig, anfangs öfter, später nur noch selten – meist einmal jährlich – kontrolliert und gegebenenfalls wieder neu angepasst werden.

Auch wenn ich meinen Klienten mit hormonellen Störungen empfehle, einen Spezialisten zur Hormontherapie aufzusuchen, möchte ich hier selbst kurz zusammenfassen, um was es sich bei einer Hormonersatztherapie mit bioidentischen Hormonen genau handelt: Diese Hormone nennt man bioidentisch, weil sie aus Pflanzen gewonnen werden, zum Beispiel aus der Yamswurzel oder Soja. Die Beschaffenheit dieser „Bio-Hormone" ist mit unseren körpereigenen Hormonen identisch. Daraus setzt sich die Bezeichnung „bioidentische Hormone" zusammen. In der Folge heißt das, dass der Körper diese Hormone als körpereigene erkennt und diese die gleichen Aufgaben erfüllen. Ist nun die Zufuhr der Hormone gut eingestellt, hat diese Therapie im Gegensatz zur konventionellen Hormonersatztherapie keine Nebenwirkungen. Zum Einsatz kommen bioidentische Hormone, wenn das Gleichgewicht dieser im Körper gestört ist. Dies ist hauptsächlich bei Frauen meist in der Zeit der beginnenden Wechseljahre, was sich von Frau zu Frau ganz unterschiedlich äußern kann. Auch der Beginn der Wechseljahre ist völlig unterschiedlich. Es kann sehr gut sein, dass Frauen sehr früh Anzeichen beziehungsweise Beschwerden bemerken. Einige meiner Klientinnen waren sogar schon unter 40 in der Menopause.

Was hier oftmals das Gleichgewicht der Hormone bei Frauen schon in sehr jungen Jahren empfindlich stört, ist die Einnahme der Antibabypille – und das nicht nur, wenn sie über lange Jahre genommen wurde. Selbst eine Einnahme über wenige Monate kann das empfindliche Hormonsystem komplett stören.

Zusätzlich – und hier sind wir wieder bei den Umweltbelastungen – gelangt heutzutage über unsere Nahrung viel zu viel Mikroplastik in unseren Organismus. Diese Partikel verhalten sich wie sogenannte Hormonmimics und besetzen einige Hormonrezeptoren, das heißt, dem Körper wird nun vorgegaukelt, dass er genügend dieser Hormone hat, woraufhin er die Produktion derselben einstellt bzw. drosselt. Aber nicht nur Frauen treffen Hormonschwankungen und die damit einhergehenden Beschwerden, auch Männer sind davon mehr und mehr betroffen, doch scheint es noch ein Tabuthema für sie zu sein. Frauen sind hier einfach offener und sensibler für die hormonellen Veränderungen in ihrem Körper – leider –, denn vielen Männern könnte man mit den entsprechenden Therapien ebenfalls viel besser durch ihre „Midlife-Crises" helfen.

Die Ursache bei Männern für Wechseljahrsbeschwerden ist meist der rasche Abfall des Testosteronspiegels und äußert sich in den folgenden Beschwerden:

- Depressive Verstimmungen
- Abnahme der Leistungsfähigkeit (körperlich und geistig) sowie
- Abnahme der Libido (oft sogar Verlust)
- Erektions- oder Potenzprobleme
- Muskelabbau
- Herzbeschwerden
- Anämie
- Osteoporose
- Gewichtsschwankungen
- Stimmungsschwankungen
- Schlechte Konzentrationsfähigkeit

Ähnlich ist es auch bei Frauen, jedoch kommen hier oft noch unregelmäßige und verschieden starke Blutungen, Wassereinlagerungen im Gewebe und unangenehme Hitzewallungen hinzu, auch Schlafstörungen und Angst- und Panikattacken können zunehmen.

So kam eine Frau, sie war Anfang 40, zu mir, weil sie häufige Panikattacken hatte, die sie mittlerweile sogar in ihrem Alltag sehr einschränkten. Dazu kamen Kopfschmerzen, Schwindel, Schlafstörungen, nächtliche Hitzewallungen, Stimmungsschwankungen bis hin zu Aggressionen und eine starke Gewichtszunahme trotzt strengem und ausgewogenen Ernährungsplan. Ihre Ärzte tippten auf seelische Probleme und verschrieben ihr Antidepressiva, die sie jedoch nicht einnahm. Als sie zu mir in mein Institut kam, war sie völlig verzweifelt, weil sie das Gefühl hatte, nicht mehr aus eigener Kraft aus dieser Situation zu kommen. Ich testete sie, fand einige Mängel bei den Vitalstoffen, eine Belastung mit einem Herpes-Virus und zu hohe Schwermetallwerte. Außerdem waren ihre Hormone nicht im Gleichgewicht. Vor allem das Progesteron zeigte einen sehr niedrigen Wert. Jedoch war dies nur als Hinweis auf eine Hormonstörung zu sehen, denn man muss den Progesteron-Wert immer im Verhältnis zum Östrogenwert sehen und behandeln.

Ich riet ihr zu einer Entgiftung, welche sie in Form der bereits beschriebenen *Carbozon*©-Methode wählte, und anhand ihrer nachfolgend gemachten Blutuntersuchung konnte ich sehen, welche Vitalstoffe sie dringend auffüllen musste. Außerdem ließ sie ihre Hormonwerte bei einer Spezialistin bestimmen und bekam eine Creme, um ihren Mangel an Progesteron auszugleichen. Allein schon mit diesen Maßnahmen ging es ihr von Tag zu Tag, aber ganz entscheidend nach einem Monat schon sehr viel besser. Durch die Entgiftung und die nachfolgende Ausleitung des Herpes-Virus konnte sie sogar die Menge an Progesteron sehr reduzieren – es ging ihr rundum besser, sie fühlte sich vitaler, die Panikattacken und anderen Beschwerden waren verschwunden. Was man ihr auch ansah, sie wirkte sehr viel lebensfroher und hatte auch viel an Gewicht verloren, was sie sehr freute.

Zahngesundheit – ein wichtiger Stützpfeiler für das Körpersystem

Es ist heutzutage etwas in Vergessenheit geraten, bei körperlichen Beschwerden, deren Ursache unklar ist, einen Zahnarzt zu Rate zu ziehen. Häufiger findet man dieses Vorgehen (noch) im Bereich der Kardiologie. Hier weiß man, dass Herzprobleme sehr wohl von einem – meist entzündeten – Zahngeschehen herrühren können. Jedoch hatte mir vor einiger Zeit einmal eine Zahnärztin erzählt, dass Kardiologen nicht immer diesen Zusammenhang sehen beziehungsweise ihre Patienten zur Abklärung zum Zahnarzt überweisen. Mehr und mehr ginge auch diese sinnvolle Vorgehensweise und damit das Wissen um die Zusammenhänge verloren.

„Leider" kann ich hier nur sagen, denn es ist ein altes, bewährtes Wissen, dass Zähne eine Verbindung zu unseren Organen, Gelenken, Wirbeln usw. haben. Ist ein Zahn entzündet, abgestorben oder mit unverträglichen Materialien gefüllt oder überkront, kann man in den entsprechenden körperlichen Bereichen enorme Probleme bekommen. Und umgekehrt kann man auch Probleme mit den Zähnen bekommen, wenn das entsprechende Organ blockiert ist. So wirkt sich ein schlechtes Immunsystem auch immer auf die Zahngesundheit aus, genauso wie ein Vitalstoffmangel. Viele Menschen mit gesundheitlichen Problemen ohne wirklichen Befund haben die eigentliche Ursache in ihrem Mund – einen abgestorbenen oder wurzelbehandelten Zahn zum Beispiel. Meiner Meinung nach sollten Zähne, die tot sind, auf jeden Fall entfernt werden, denn diese Zähne sondern permanent pathogene Stoffe – oder auch „Leichengift" genannt – ab. Somit hat man ein ständiges Störfeld, das zum einen die entsprechenden Organe belastet und zum anderen unablässig Gifte absondert, die wiederum den Körper enorm belasten.

Auch Entzündungen unter den Zähnen können Symptome an Organen verursachen, die man erst einmal nicht mit der Zahngesundheit in Verbindung bringt, weil eben dort nichts weh tut. Dennoch können unentdeckte und schmerzfreie kleine Entzündungen im Mund-Kiefer-Bereich großen Einfluss auf unsere Gesundheit haben.

So kam einmal eine Klientin zu mir, die schon eine lange Ärzte-Odyssee hinter sich gebracht hatte – alles war ohne Befund, und sie wurde ausschließlich symptomatisch behandelt, was durch die Nebenwirkungen der Medikamente zu weiteren Beschwerden führte. Laut meinen Testergebnissen hatte sie eine leichte Schwermetallvergiftung, chronische Entzündungen im Körper und einen ausgeprägten Vitalstoffmangel, den ich allerdings hauptsächlich auf die Einnahme der vielen Medikamente zurückführte. Außerdem ergaben meine Messungen zwei Störfelder im Zahnbereich. Neben meiner dringenden Empfehlung, die fehlenden Mikronährstoffe zuzuführen und einer moderaten, langsamen Entgiftung zur Entlastung, riet ich ihr, sich gründlich von einem, im besten Fall ganzheitlich arbeiteten Zahnarzt untersuchen zu lassen, was sie auch tat. Hier stellte sich heraus, dass ein Zahn abgestorben war, mit Entzündungsgeschehen unter der Wurzel. Außerdem reagierte sie auf eine Krone beziehungsweise auf die verwendete Goldlegierung. Der abgestorbene Zahn wurde gezogen und die Goldkrone durch eine Keramikversorgung ersetzt, was ihr sofort einen gesundheitlichen Schub bescherte. Einige ihrer Symptome verschwanden schon einen Tag nach der Zahnentfernung, andere wurden mit der Zeit besser und besser.

Natürlich war es für sie ärgerlich, die noch nicht ganz so alte Goldkrone wieder entfernen zu lassen, was nicht nur mit einem gewissen Aufwand verbunden ist, sondern ebenso mit hohen Kosten. Auch erforderte die Zahnlücke einen Zahnersatz. Dennoch ist sie glücklich, dass sie diesen Weg gegangen war, denn ihr Körper dankte es ihr, indem ihre Gesundheit und Vitalität wiederkehrte.

In meinem Institut stelle ich immer wieder fest, dass die meisten Klienten zwar wissen, wie schädlich Amalgam ist und dass man dieses meiden sollte, viele fühlen sich aber mit Goldkronen gut versorgt. Aber auch hier ist Gold nicht gleich Gold. Es gibt die verschiedensten Goldlegierungen, welche in einigen Fällen nicht verträglich sind. Vor allem dann nicht, wenn das hochgiftige Palladium verwendet wurde. Dieses kann, neben den Symptomen einer Schwermetallbelastung, hauptsächlich Depressionen und neurologische Störungen auslösen.

Eine Klientin von mir erzählte mir von ihrem verstorbenen Mann, dem in einer aufwendigen und leider auch sehr teuren Zahnsanierung viele Goldkronen und -inlays eingesetzt wurden. Kurze Zeit später bekam er depressive Phasen und starke Konzentrationsprobleme, er hatte Gedächtnislücken und wurde auf Depressionen und Demenz behandelt. Es wurde so schlimm, dass er in ein Pflegeheim musste und dort nach etwa zwei Jahren verstarb. Die Frau erzählte mir, dass er vor der Zahnsanierung schon gesundheitlich angeschlagen war, aber dass es danach immer schlimmer wurde. Erst später, als ihr Mann bereits verstorben war, erfuhr sie eher zufällig über die Zusammenhänge zwischen Zahngesundheit und Wohlbefinden und informierte sich über die Zusammensetzung der Goldmaterialien ihres Mannes. Sie fand heraus, dass es sich um Legierungen handelte, die Palladium enthielten und war überzeugt, dass dies ihren Mann noch kranker gemacht hatte, was sehr gut sein kann. Ich habe schon von vielen solcher Fälle gehört und empfehle deshalb, sich jeden Zahnersatz mit entsprechenden Testmethoden (Kinesiologie, Elektroakupunktur nach Dr. Voll, Bioresonanzverfahren, etc.) vorher austesten zu lassen.

Meine Klientin hatte sich nach dem Tod ihres Mannes sehr viel Wissen angelesen und ließ sich ihre Zahnmaterialien entfernen und durch verträgliche ersetzen. Anschließend kam sie hauptsächlich deshalb in mein Institut, um eine Ausleitung mit Hilfe der „Carbozon-Sauna“ durchzuführen.

Was die Zahngesundheit betrifft, muss man auch hier ganz individuell die Menschen anschauen. Es gibt Menschen, die auf ihre körperliche und seelische Gesundheit sehr achten, sich gesund ernähren, keine Medikamente nehmen (müssen), Sport treiben usw. Hier kann ein ansonsten völlig gesunder Körper auch sicherlich einen wurzeltoten Zahn tolerieren oder auch die ein oder andere ungesunde Zahnversorgung. Dennoch kann dieses System leicht kippen, wenn eine andere Krankheit dazu kommt.

Andersherum kann es jedoch sein, dass ein eigentlich gesunder Mensch schon von einer einzigen kleineren Amalgamfüllung heftige Symptome bekommt. Deshalb finde ich es so wichtig, dass man jeden Menschen ganz individuell betrachtet und therapiert.

Wie wichtig diese individuelle Betrachtungsweise ist, beschreibe ich auch im nächsten Kapitel, denn nicht nur die einzelnen Zähne sind wichtig für unsere Gesundheit, sondern auch das Zusammenspiel zwischen Kiefer, Kiefergelenk und Rücken – und auch hier beginnt die Gesundheit im Mund.

Doch zuvor können Sie sich anhand des folgenden Zahnschemas einen Überblick über die Zahn-Organ-Verbindungen verschaffen (aus »Giftdeponie Mensch« von Katja Kutza, Amadeus Verlag):

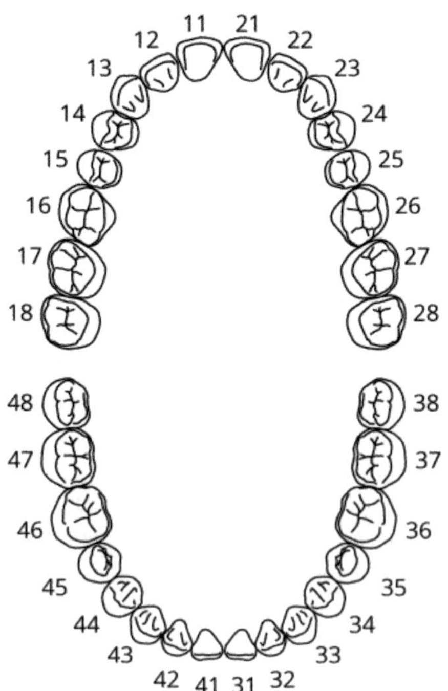

Abb. 16: Ein Zahnschema.

Oberkiefer:

11/12
Niere rechts, Blase, Urogenitalsystem, Innenohr, Stirnhöhle, Gehirn, Schilddrüse, Kreuzsteißbein, Knie hinten, Fuß, Hals- und Lendenwirbelsäule

13
Leber, Gallenblase, Augen, Magen, Hüfte, Knie, Keilbeinhöhle (gehört zu den Nasennebenhöhlen), Hals- und Brustwirbelsäule

14/15
Lunge, Nase, Nebenhöhlen, Siebbeinzellen (sie grenzen an die Stirnhöhle), Bronchien, Zwölffingerdarm, Fuß rechts, Halswirbelsäule, Brustwirbelsäule

16/17
Bauchspeicheldrüse, Magen, Kehlkopf, Kieferhöhle, Rachen, Brust rechts, Nebenschilddrüse, Dickdarm, Immunsystem, Brustwirbelsäule

18
Schulter rechts, Ellenbogen rechts, zentrales Nervensystem, Herz, Dünndarm, Ohr, Lendenwirbelsäule, Brustwirbelsäule

----

21/22
Niere links, Blase, Urogenitalsystem, Innenohr, Stirnhöhle, Gehirn, Schilddrüse, Kreuzsteißbein, Kniekehle, Fuß, Halswirbel- und Lendenwirbelsäule

23
Leber, Gallenblase, Augen, Magen, Hüfte, Knie, Keilbeinhöhlen (gehört zu den Nasennebenhöhlen), Halswirbelsäule, Brustwirbelsäule

24/25
Lunge, Nase, Nebenhöhlen, Siebbeinzellen (sie grenzen an die Stirnhöhle), Bronchien, Zwölffingerdarm, Fuß links, Hand links, Halswirbelsäule, Brustwirbelsäule

26/27
Bauchspeicheldrüse, Magen, Kehlkopf, Kieferhöhle, Rachen, Brust links, Nebenschilddrüse, Dickdarm, Immunsystem, Brustwirbelsäule

28
Schulter links, Ellenbogen links, Zentrales Nervensystem, Herz, Dünndarm, Ohr, Lendenwirbelsäule, Brustwirbelsäule

Unterkiefer:

31/32
Niere links, Blase, Urogenitalsystem, Innenohr, Stirnhöhle, Gehirn, Schilddrüse, Kreuzsteißbein, Kniekehle, Fuß links, Nebenniere, Halswirbel- und Lendenwirbelsäule

33
Leber, Gallenblase, Magen, Augen, Hüfte, Knie links, Keilbeinhöhle (gehört zu den Nasennebenhöhlen), Halswirbel- und Brustwirbelsäule

34/35
Lymphe, Brustdrüse, Brust links, Lunge, Kieferhöhle, Milz, Magen, Rachen, Knie links, Brustwirbel- und Lendenwirbelsäule

36/37
Arterien, Venen, Dickdarm, Fuß links, Hand links, Immunsystem, Lunge links, Kieferhöhle, Brustwirbel- und Lendenwirbelsäule

38
Herz, Mastdarm, Ohr, peripheres Nervensystem (Teil des Nervensystems, der nicht zu Gehirn und Rückenmark zählt), Schulter links, Ellenbogen links, Halswirbelsäule

----

41/42
Niere rechts, Blase, Urogenitalsystem, Innenohr, Stirnhöhle, Gehirn, Schilddrüse, Kreuzsteißbein, Kniekehle, Fuß rechts, Nebenniere, Halswirbel- und Lendenwirbelsäule

43
Leber, Gallenblase, Magen, Augen, Hüfte, Knie rechts, Keilbeinhöhle (gehört zu den Nasennebenhöhlen), Halbwirbel- und Brustwirbelsäule

44/45
Lymphe, Brustdrüse, Brust rechts, Lunge, Kieferhöhle, Milz, Magen, Rachen, Knie rechts, Brustwirbel- und Lendenwirbelsäule

46/47
Arterien, Venen, Dickdarm, Fuß rechts, Hand rechts, Immunsystem, Lunge rechts, Kieferhöhle, Brustwirbel- und Lendenwirbelsäule

38
Herz, Mastdarm, Ohr, peripheres Nervensystem (Teil des Nervensystems, der nicht zu Gehirn und Rückenmark zählt), Schulter rechts, Ellenbogen rechts, Halswirbelsäule

Kieferfehlstellungen und Rückenbeschwerden – ein noch zu wenig gesehener Zusammenhang

Um Ihnen anschaulich näher zu bringen, was für ein hoher Leidensdruck allein durch eine Kieferfehlstellung entstehen kann, möchte ich gerne zu Beginn dieses Kapitels die Geschichte einer meiner Klienten erzählen, nennen wir ihn Martin. Martin kam nach vielen Jahren des Leidens, in denen er von Arzt zu Arzt, von Physiotherapie zur Osteopathie und von einer Fehldiagnose zur nächsten geschickt wurde, in mein Institut. Bisher konnte ihm niemand helfen, sodass ich ihm als „letzte Rettungsmöglichkeit" empfohlen wurde. Er kam mit einem umfangreichen Beschwerdebild zu mir, unter anderem mit Kopfschmerzen, meist migräneartig, Schwindel, Nackenschmerzen, Ohrengeräuschen, Konzentrationsschwierigkeiten, Licht- und Geräuschempfindlichkeit und teilweise starker Müdigkeit. Martin hatte täglich diese Beschwerden, mal sehr stark, mal in abgeschwächter Form – das waren seine guten Tage... Er beschrieb seine Beschwerden vom Nacken aus kommend, weshalb er ständig bemüht war, seine Rückenmuskeln aufzubauen, was allerdings oft in noch mehr Schmerzen mündete. Viele seiner Ärzte und Therapeuten sagten, da müsse er durch und versprachen ihm baldige Besserung, wenn er nur weitermachen würde. Doch nichts änderte sich – keine Massage, keine Akupunktur und erst recht keine Übungen für den Rücken konnten ihm dauerhaft helfen. Manche Therapien linderten höchstens für einen gewissen Zeitraum seine Beschwerden.

Mein Klient hatte schon sehr viel ausprobiert, er hatte eine Ausleitung von Giftstoffen gemacht, er hatte seine Ernährung umgestellt, sich mit Unverträglichkeiten befasst und auch hier viel für sich getan. Er nahm Nahrungsergänzungsmittel und verstand nicht, warum sich sein Zustand nicht besserte. Nachts konnte er kaum schlafen, er musste sich immer eine Position suchen, in welcher die Schmerzen – vor allem Nackenschmerzen – auszuhalten waren. Auf dem Rücken konnte er schon lange nicht mehr liegen, auf dem Bauch sowieso nicht, dann wurden die Schmerzen sofort viel schlimmer. So quälte er sich durch jede Nacht, wachte oft vor Schmerzen auf, musste ständig seine Schlafposition korrigieren, und wenn es ganz schlimm war, konnte er nur im Sitzen, angelehnt an viele Kissen, „schlafen". Erholung war hier nicht zu bekommen, was man ihm auch ansah.

Ich erklärte ihm, dass ich kein Spezialist für Rückenprobleme wäre, ich aber dennoch schauen könnte, wie man ihm helfen kann, vor allem musste man herausfinden, wo die Ursachen der Beschwerden lagen. Während er erzählte, machte ich mir Notizen, um mir später nochmals einen Überblick zu verschaffen. Außerdem testete ich ihn mit meinen Testmethoden. Bis auf Kleinigkeiten war aber auch hier nicht ersichtlich, woher die massiven Beschwerden bei ihm kamen. Er hatte tatsächlich viel für sich und seine Gesundheit getan, das erkannte ich an den Messergebnissen. Mit meinen eigentlichen Methoden konnte ich ihm nicht weiterhelfen. Allerdings fiel mir auf, dass er erzählte, er hätte immer Probleme mit den Zähnen gehabt, auch schon einige verloren, andere waren erst mit Amalgam gefüllt, hatten jetzt aber eine Keramikversorgung. Obwohl er wirklich gut entgiftet hatte, hakte ich hier nochmals nach, denn es schien mir, als käme das Problem ursächlich doch von den Zähnen.

So fand ich heraus, dass ihm im hinteren Kieferbereich Zähne entfernt worden waren, die man nicht ersetzt hatte. Die vorderen Backenzähne hatten ehemals Amalgamfüllungen, später, während der Entgiftung, waren sie mit einem Zement gefüllt und wurden dann mit Keramikkronen und -inlays versorgt. Er sagte, er hätte bereits als Kind Probleme mit Karies gehabt, und so hatten die Backenzähne schon in jungen Jahren Füllungen.

Nun war mir klar, warum er unter diesen Beschwerden litt und wollte dies gerne abklären lassen. Mein Verdacht fiel auf eine „Craniomandibuläre Dysfunktion"(CMD). Dies ist kurz beschrieben eine Fehlregulation der Muskel- oder Gelenkfunktion der Kiefergelenke, welche durch rein funktionelle Störungen – wie ich bei Martin durch die fehlenden Zähne vermutete – oder auch durch psychische Gründe (zum Beispiel Stress, Zähneknirschen), entstehen kann.

Ich beschrieb ihm ausführlich, was ich vermutete und empfahl ihm, einen CMD-Experten aufzusuchen. Manche Zahnärzte und Labore haben sich hierauf spezialisiert. Martin nahm meinen Rat an und ging diesen Weg. Er informierte mich einige Zeit später, dass er tatsächlich eine enorme Fehlstellung des Kiefers hatte und sich bei einem Spezialisten hatte genau vermessen lassen, wo die Defizite lagen. Bei ihm war es – wie bei den meisten CMD-Erkrankten – die Höhe die Zähne, die durch die verschiedensten Füllungen nicht mehr stimmte, auch dass die hinteren Zähne fehlten, stellte hier ein Problem dar. Als Erste-Hilfe-Maßnahme bekam er von dem Spezialisten eine sogenannte Aufbiss-Schiene für den Unterkiefer, welche die Höhe ausglich. Allein diese Schiene, richtig angepasst und beschliffen, führte ihn aus seinen Beschwerden heraus – und das schon nach wenigen Tagen. Anfangs kann es zu einer Art Muskelkater kommen, was auch schmerzhaft sein kann, weil ja nun der Kiefer aus seiner gewohnten Haltung in eine gesunde geführt wird. Oftmals ist es hier notwendig, die Schiene hier und da durch Einschleifen zu verbessern oder sich während der Umgewöhnungsphase an einen Osteopathen oder Physiotherapeuten zu wenden.

Martin konnte nun wieder gut schlafen, seine Schmerzen verschwanden mit der Zeit und der Aufbau der durch die Kieferfehlstellung verschobenen Rückenmuskulatur konnte nun erfolgreich, ohne noch schlimmere Schmerzen zur Folge zu haben, aufgebaut werden. Seine Konzentrationsprobleme verschwanden, genauso wie die Ohrgeräusche. Meinem Klienten ging es zunehmend besser, er hatte auch endlich seine Lebensfreude wiedergewonnen.

Die Geschichte von Martin habe ich Ihnen erzählt, um auch hier zu verdeutlichen, wie wichtig eine ganzheitliche Betrachtung der Beschwerden ist. Selbst Schmerzen im unteren Rücken, auch ein Beckenschiefstand, kann von einer Fehlstellung des Kiefers kommen, welche sich über die Jahre aufbauen kann, meist durch Fehlschliffe von Zahnersatz oder Füllungen. Hier verändert man immer den Biss, denn nach jedem Legen und Schleifen einer Füllung muss sich der Kiefer an die neue Aufbiss-Situation anpassen, was mit den Jahren zu Problemen führen kann.

Des Weiteren ist es mittlerweile schon vielmehr eine Modeerscheinung als tatsächlich medizinisch erforderlich, dass eine Korrektur der Zahnstellung schon im Jugendalter durch meist feste Zahnspangen erfolgt. Hier wird mit Gewalt der natürliche Biss verschoben, bis die Zähne den heutigen Schönheitsanforderungen genügen – und alle Jugendlichen gleich aussehen. Natürlich verbindet man schöne, gerade Zähne mit Schönheit und Gesundheit, aber was man dem Körper tatsächlich mit diesem Eingriff antut, zeigt sich oft erst viel später. Wenn ein kosmetisch schöneres Zahnbild erwünscht ist, als das, was die Natur vorgibt, gibt es hier mittlerweile viel sanftere und ganzheitlichere Methoden, um dies zu erreichen. Aber auch Unfälle mit einem Verlust von Zähnen oder Kieferbrüchen können zu einer CMD-Problematik führen.

Die Symptome sind sehr vielfältig, weshalb – wie im Fall von Martin – erst einmal viele andere Ursachen vermutet werden und oft jahrelang auch um die eigentliche Ursache herum therapiert wird.

Die Beschwerden können unter anderem sein:

- Pressen oder Knirschen der Zähne
- Kauschwierigkeiten
- Lockere Zähne
- Zahnwanderung
- Schmerzen im Kieferbereich
- Verspannung im Kieferbereich und Nacken/Schulter/Rücken
- Kieferknacken
- Knirschen der Kiefergelenke
- Kopfschmerzen
- Neuralgische Schmerzen wie Trigeminus-Neuralgie
- Migräne
- Schwindel
- Depressionen
- Konzentrationsprobleme
- Burn-Out-Symptome wie starke Müdigkeit

- Verschiebungen von Wirbeln
- Beckenschiefstand
- Ohrgeräusche
- Probleme mit den Augen
- Taubheitsgefühle

Ich kann nur empfehlen, hier direkt einen Spezialisten aufzusuchen, der die Möglichkeit und das Wissen hat, eine optimale Bisslage zu bestimmen und Abhilfe zu verschaffen.

Die Geschichte von Martin ist leider kein Einzelfall, denn mehr und mehr Menschen haben in diesem Bereich Probleme, bis hin zur Arbeitsunfähigkeit. Es ist unglaublich, was an diesen Menschen „herumgedoktert" wird, oft jahrelang – bis es heißt, dass es psychosomatisch bedingt ist – weil Röntgenbilder der Halswirbelsäule meist völlig unauffällig sind. Hilft man CMD-Erkrankten aus ihrer misslichen Lage, was durch eine korrekte Vermessung und Aufbiss-Schiene meist sehr schnell geschieht, kann man beobachten, wie sich der Mensch wieder regelrecht aufrichtet und der Rücken eine für ihn gesunde Haltung einnehmen kann. Und dies wiederum ist für unsere Gesundheit unerlässlich, wie ich nun weiter ausführen will. Denn allein durch verschobene Wirbel können Organe blockiert und in ihrer Arbeit sehr eingeschränkt werden – bis zu ernsthaften Erkrankungen.

Hierzu sollte man wissen, dass jeder Wirbel eine Verbindung zu bestimmten Organen hat, welche unter anderem durch die Nerven des Rückenmarks versorgt werden. Entscheidend ist jedoch auch der freie Energiefluss durch eine gesunde Wirbelsäule, damit die auch die energetische Versorgung der Organe gewährleistet ist.

In der nachfolgenden Tabelle können Sie die verschiedenen Organzuordnungen der einzelnen Wirbel aus dem Buch »Giftdeponie Mensch« ersehen:

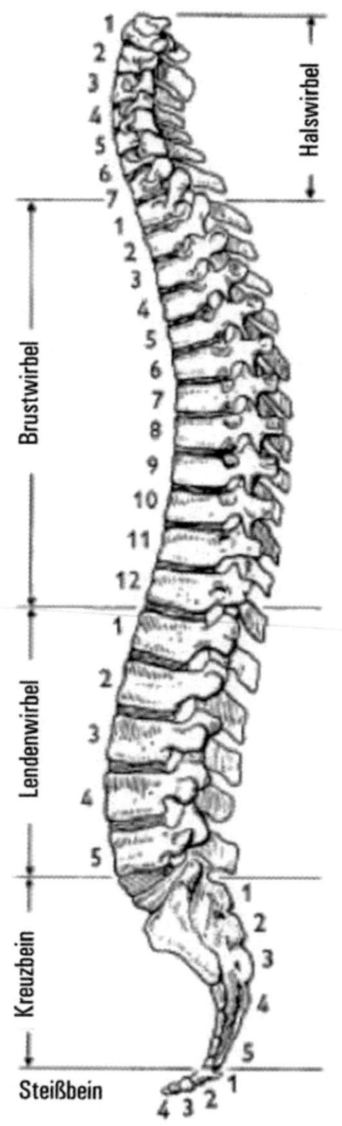

Abb. 17: Die Wirbelsäule

Halswirbel	**Körperliche Entsprechung**	**körperliche Symptome**
C 1	Kopf, Gehirn, Schädel, Kopfdurchblutung, Ohren, Erinnerung	Kopfschmerzen, Nervosität, Schlafstörungen, Gedächtnisschwund, Bluthochdruck, Schwindel, Migräne
C 2	Ohren, Augen, Hör- und Sehnerven, Knochen, Nebenhöhle, Zunge, Stirn, Gelenke	Nebenhöhlenbeschwerden, Allergien, Augenprobleme, Schielen, Taubheit, Ohrenschmerzen, Ohnmachtsanfälle
C 3	Augen, Wangen, Ohrmuscheln, Zähne, Gesicht, Schlafzentrum	Neuralgien, Akne, Ekzem Tinnitus,
C 4	Nase, Lippen, Mund, Nervenzentrum	Schnupfen, Heuschnupfen, Gehörverlust, Polypen, Blutdruckprobleme
C 5	Gesicht, Stimmbänder, Nacken, Rachen, Sonnengeflecht	Halsprobleme, Erkältung, Kehlkopfentzündung, Heiserkeit
C 6	Kehle, Halszentrum, Mandeln,	Nackenmuskulatur, Halszentrum, Schultern, Mandeln
C 7	Hals, Schultern, Schilddrüse, Schulterschleimbeutel, Ellenbogen, Verdauungszentrum	Schulterbeschwerden, Erkältungen, Schilddrüsenerkrankungen, Kropf, Depressionen, Ängste
Brustwirbel	**körperliche Entsprechung**	**körperliche Symptome**
Th 1	Arme, Bronchien, Unterarme, Hände, Finger, Speiseröhre, Luftröhre, Gleichgewichtszentrum	Atembeschwerden, Asthma, Husten, Schmerzen in Unterarmen und Händen
Th 2	Herz, Herzumgebung, Empfindungszentrum	Herzbeschwerden, Brustleiden, Herzrhythmusbeschwerden, Ängste
Th 3	Lunge, Brustkorb, Rippenfell, Bronchien, Herzzentrum	Husten, Atemprobleme, Asthma, Bronchitis, Lungenentzündung, Grippe
Th 4	Leber, Gallenblase, Gallengänge, Bewegungszentrum	Gallenleiden, Gallensteine, Gelbsucht, Gürtelrose, Kopfschmerzen
Th 5	Kreislauf, Leber, Blutversorgung	Leberleiden, Fieber Arthritis, niedriger Blutdruck, Anämie, Kreislaufschwäche
Th 6	Magen, Sexualzentrum	Magenbeschwerden, Verdauungsstörungen, Sodbrennen
Th 7	Galle, Bauchspeicheldrüse, Zwölffingerdarm, Hörzentrum	Magen- und Verdauungsbeschwerden/-geschwüre, Schluckauf
Th 8	Bauchspeicheldrüse, Milz	Abwehrschwäche, Milzprobleme, Schwächegefühl
Th 9	Zwölffingerdarm, Nebennieren, Sehzentrum	Allergien, Nesselausschläge, Schuppenflechte

Th 10	Nieren, Atmungsorgane	Nierenerkrankungen, chronische Müdigkeit
Th 11	Dünndarm, Nieren, Harnleiter, Konzentration	Hautkrankheiten wie Akne, Ekzeme, Furunkel, Schuppenflechte
Th 12	Blinddarm, Lymphsystem, Dünndarm	Rheumatismus, Blähungen, Unfruchtbarkeit, Wachstumsstörungen
Lendenwirbel	**körperliche Entsprechung**	**körperliche Symptome**
L 1	Eierstöcke, Dickdarm, Haut- und Bindegewebe	Verstopfung, Kolitis, Durchfall
L 2	Gebärmutter, Blinddarm, Bauch, Oberschenkel, Erinnerungsvermögen	Bauchkrämpfe, Blinddarmbeschwerden, Übersäuerung, Krampfadern
L 3	Dickdarm, Geschlechtsorgane, Gebärmutter, Blase, Knie	Blasenleiden, Menstruationsbeschwerden, Fehlgeburten, Bettnässen, Impotenz, Beschwerden in den Wechseljahren, Kniebeschwerden
L 4	Beine, Prostata, Rückenmuskeln, Ischias, Schlafzentrum	Ischiasbeschwerden, Hexenschuss, Harndrang, Rückenbeschwerden
L 5	Mastdarm, Unterschenkel, Sprunggelenke, Füße, Nervenzentrum, Verdauung	Durchblutungsstörungen- und Schwäche der Beine, Knöchelödeme, Kalte Füße, Wadenkrämpfe
Kreuzbein	Ischias, Unterleib, Beine, Füße	Unterleibsbeschwerden, Verstopfung, Bein- und Fußschmerzen
Steißbein	After	Schmerzen beim Sitzen(7)

Bei Funktionsstörungen von Organen ohne Befund sollte man demnach auch dringend an die Möglichkeit einer oder mehrerer Verschiebungen der Wirbel denken. Warum sich Wirbel verschieben, kann wiederum viele Ursachen haben. So können körperliche Gründe wie (zu viel) falsches Sitzen, Bewegungsmangel allgemein, Muskelverhärtungen usw. dazu führen. Aber auch seelische oder geistige Ursachen können hierfür verantwortlich sein.

Wichtig ist für mich, dass man auch hier ganzheitlich denkt und nicht eingleisig behandelt. Wie gesagt, ist Orthopädie nicht mein Spezialgebiet, aber ich kann schauen, ob ein Vitalstoffmangel vorliegt. Denn ein zum Beispiel Magnesiummangel kann zum Beispiel ebenso zu Muskelproblemen führen wie ein Vitamin D3-Mangel zu Rücken- und Knochenbeschwerden.

Meine persönlichen Gesundheitstipps

Nun haben Sie einen Teil meiner Test- und Behandlungsmethoden sowie viele meiner hilfreichen technischen Gesundheits-Unterstützer kennengelernt und wissen, dass es wirklich zahlreiche Methoden gibt, damit man die eigene Gesundheit wiedererlangt oder unterstützen kann.

Widmen wir uns nun, nachdem Sie einen Eindruck über mich, meine Arbeit und vor allem die Möglichkeiten biophysikalischer Methoden bekommen haben, den zahlreichen Maßnahmen, die wir selbstverantwortlich für uns tun können, um den Körper bei der Heilung zu unterstützen und die Gesundheit und Vitalität bis ins hohe Alter zu erhalten. Und wir beginnen gleich vorneweg mit dem wohl wichtigsten Thema, der Ernährung…

Ein wichtiges Thema: Die Ernährung

Dieses Thema möchte ich allen anderen Gesundheitstipps vorwegnehmen, weil man hier eigenverantwortlich schon sehr viel für seinen Körper erreichen kann, ohne unbedingt einen Therapeutenrat einzuholen. Ausnahmen bilden selbstverständlich von ärztlicher Seite angeordnete Diäten, bestehende Allergien und Nahrungsmittelunverträglichkeiten. Lebensmittel, die man (vorübergehend) nicht verträgt, sollten natürlich gemieden werden. Viele Einschränkungen des Ernährungsplanes kann man allerdings durch eine umfassende bioenergetische Therapie beheben.

Zahlreiche Zivilisationskrankheiten – auch Wohlstandskrankheiten genannt – entstehen viel häufiger in Industrieländern statt in der sogenannten „Dritten Welt“. Gemeint sind die nicht übertragbaren Krankheiten wie Diabetes, Übergewicht, Osteoporose, Alzheimer, Arteriosklerose oder schlimmstenfalls Tumorerkrankungen.

Betroffen sind die zivilisierten Länder zum einen durch vermehrte Umweltgifte, die uns von außen schädigen, aber auch Wohngifte, denen wir heutzutage in hohem Maße ausgesetzt sind. Zum anderen wird unser Nahrungsangebot zwar immer ausgefallener, exotischer und insgesamt umfangreicher, jedoch nicht zwangsläufig gesünder. Lebensmittel kommen aus aller Herren Länder zu uns, vor allem Obst und Gemüse legen hier lange Lieferwege zurück, werden deshalb oft viel zu früh geerntet und für die Reise mit diversen chemischen Mitteln behandelt oder bestrahlt – damit sie für uns appetitlich aussehend im Supermarkt angeboten werden können.

Hier empfehle ich saisonales und regionales Obst und Gemüse zu bevorzugen, natürlich am besten in Bioqualität, welches vor der Ernte die notwendige Reife auf natürlichem Weg erreicht und somit die wichtigen Vitalstoffe bilden konnte. Diese halten den Stoffwechsel in Schwung und liefern die nötige Energie für unseren Organismus.

Für eine gesunde Ernährung halte ich es außerdem für wichtig, nicht ganz auf tierisches Eiweiß zu verzichten. Unser Körper benötigt Proteine, um sie im Eiweißstoffwechsel zu wichtigen Aminosäuren zu verarbeiten. Hierfür sollten Sie jedoch nicht auf fetten Schweinebraten oder Wurst zurückgreifen, sondern auf Wild, mageres Geflügelfleisch oder auch Fisch aus artgerechter, biologischer Haltung. Ich verstehe Vegetarier und Veganer sehr gut, und dass sie auf Fleisch und Fisch verzichten möchten, wenn man die schlimmen Bilder der Massentierhaltung sieht. Jedoch sollte man sich bewusst sein, dass auch Tiere andere Tiere töten, um zu überleben und der Verzehr von Fleisch Teil unserer Evolution und Genetik ist. Man kann die für den Körper notwendigen Proteine auch nicht durch veganes Reis- oder Erbsenprotein, die es mittlerweile auf dem Markt gibt, ausgleichen, weil diesen die optimale ausgewogene Aminosäurenmatrix fehlt.

Es ist mir wichtig zu erwähnen, dass es ein weitverbreiteter Irrglaube ist, dass zu viel Eiweiß schädlich für die Nieren und Leber ist. Natürlich müssen diese Organe mehr arbeiten, um die Aminosäuren, die durch die Verstoffwechslung des Eiweißes entstehen, abzubauen und Reststoffe auszuscheiden, aber dies lässt sie nicht ursächlich erkranken, sondern nur bereits geschädigte Organe werden durchlässig für Eiweiße, was sich negativ auf die Gesundheit auswirkt. In diesem Fall sollte der Ernährungsplan dringend mit einem Arzt besprochen werden.

Uns sollte bewusst sein, dass sich unsere Genetik, der Bauplan des Menschen, seit der Steinzeit nicht verändert hat, nur unser Essverhalten, sodass wir heutzutage nur noch 10% tierisches Eiweiß zu uns nehmen, statt der damals 35%, weshalb es so wichtig ist, auf eine ausgewogene Eiweißzufuhr zu achten.

Ein weiterer Irrglaube ist die Mär vom „bösen" Cholesterin, dem Blutfett. Es wurde lange Zeit dafür verantwortlich gemacht, das Herzinfarkt- und Schlaganfallrisiko zu erhöhen, was jedoch mittlerweile zahlreiche Studien widerlegen. Im Gegenteil wurde bewiesen, dass Cholesterin lebenswichtig ist und sogar 20% unseres Gehirns daraus besteht. Es ist ein wichtiger Baustoff für die Zellmembran, unterstützt das Immunsystem, die Produktion von Vitamin D und vielen Hormonen.

Ideal für unsere Ernährung sind Kombinationen aus Gemüse oder Salate mit den genannten Fleischsorten aus artgerechter, biologischer Haltung ohne kohlenhydrathaltige Beilagen, denn wenn wir uns bewusst machen, dass unsere Vorfahren Jäger und Sammler waren, sich ausschließlich von Fleisch, Obst und Gemüse ernährten und keinen Ackerbau betrieben, kann man schlussfolgern, dass für den Körper Kohlenhydrate nur schwer zu verstoffwechseln sind. Eine kohlenhydratfreie Ernährung wird deshalb auch als Steinzeit-Ernährung bezeichnet, ist genetisch korrekt und hält uns langfristig fit, gesund und schlank...

Kennen Sie die kleinen Tiefpunkte im Laufe eines Tages? Wenn man das Gefühl hat, man braucht dringend Energie, Kaffee oder einen Zuckerschub, um weiterzumachen? Man verliert die Konzentration, wird körperlich müde und muss eine Pause einlegen? Diese Tiefpunkte entstehen meist, weil man mit zum Beispiel dem morgendlichen Brot den Blutzuckerspiegel erhöht, welcher dann aber nach kurzer Zeit wieder rapide abfällt und uns nach neuer kohlenhydrathaltiger Energie verlangen lässt. Ein positiver Nebeneffekt einer kohlenhydratfreien Ernährung ist, dass diese Tiefpunkte unmittelbar komplett ausbleiben werden...

Die meisten Menschen heutzutage kennen jedoch von Geburt an nur eine Ernährungsform, die hauptsächlich aus Kohlenhydraten besteht. Kohlenhydrate wie Kartoffeln, Reis, Nudeln, Brot und Süßigkeiten machen uns natürlich schnell satt, weil zum einen der Magen gut gefüllt ist und zum anderen der Blutzuckerspiegel steigt und wir – zumindest kurzfristig – mehr Energie haben. Durch den Verzehr von Kohlenhydraten benötigt der Körper jedoch viel Insulin, das in der Bauchspeicheldrüse produziert wird. Eine Folge dieser vermehrten Insulin-Produktion ist, dass der Körper die Fettverbrennung komplett einstellt, sodass der Zuckerüberschuss direkt in die Leber und Muskulatur transportiert wird. Sind dort die Speicher gefüllt, wandelt der Körper die großen Mengen an Kohlenhydrate (=Zucker) in Fett um und lagert es im Fettgewebe ein. Macht man sich diesen körperlichen Prozess klar, erkennt man, dass der Verzehr von zu vielen Kohlenhydraten zu Übergewicht, Bluthochdruck, Entzündungserscheinungen und Herz- sowie Gefäßerkrankungen führen kann – vor allem dann, wenn die Ernährung hauptsächlich aus Kohlenhydraten besteht und die körperliche Bewegung zu kurz kommt. Dies kann nicht nur zu den beschriebenen Erkrankungen führen, sondern ebenfalls zu Diabetes.

Ein kompletter Verzicht auf Kohlenhydrate stellt keine Mangelernährung für den Körper dar und ist von meiner Seite sehr zu empfehlen. Doch nicht immer ist dies einfach umsetzbar, und auch durch individuelle Ess-Gewohnheiten möchte man nicht komplett auf Kohlenhydrate verzichten. Wer isst nicht gerne schon mal Kuchen, Pizza und Pasta, einen Schokoriegel, Kartoffeln oder Reis?

Alles in Maßen mit dem nötigen Hintergrundwissen, was genau Kohlenhydrate im Körper bewirken und mit dem Herausfinden, wie viele Kohlenhydrate mit wie viel Bewegungseinheiten kompensiert werden können, kann man durchaus ein gesundes Leben führen. Beim

Verzicht auf – beziehungsweise maßvollem Umgang mit – Kohlenhydraten hilft sicher auch die mittlerweile wissenschaftlich belegte Erkenntnis, dass sich Tumorzellen von Zucker ernähren…

Wichtig zu wissen ist, dass es gesünder ist, Kohlenhydrate und proteinreiche Nahrung strikt zu trennen, weil der Körper zur Verdauung von Kohlenhydraten bereits im Mund ein alkalisches Verdauungsmittel benötigt und für proteinreiche Nahrung wie Fleisch ein saures Verdauungsmittel, jeweils in Form von speziellen Enzymen. Beides gleichzeitig kann der Körper nicht leisten, weshalb durch eine Trennung dieser Lebensmittel schon nach wenigen Tagen eine deutliche Leistungssteigerung spürbar wird.

Mir ist bewusst, dass dies keine leichte Umstellung ist, denn wir sind gewohnt, Kartoffeln mit Fleisch und Soße zu essen, Pommes zum Steak, Knödel zum Wildgericht, Brot mit Wurst und so weiter. Aber ich kann nur dringend empfehlen, langfristig die Ernährung in dieser Hinsicht umzustellen. Nicht nur die Anzeige auf der Waage, auch Ihre gesamte körperliche Verfassung und Gesundheit werden es Ihnen danken! Stellt man die Ernährung dauerhaft um und sorgt gleichzeitig für ausreichend Bewegung, verzeiht der Körper auch die kleinen Ausnahmen, wie ein Stück Kuchen auf einer Feier oder eben doch mal die Portion Reis beim Sushi.

Abschließend zu diesem Thema möchte ich erwähnen, dass mir meine Klienten berichten, dass ein Verzicht auf Kohlenhydrate sehr erfolgreich zu mehr Energie, besserem Schlaf, reinerer Haut, gesünderem Haar, besserer Konzentration, weniger Entzündungen oder Verdauungsbeschwerden führt.

Ein weiteres wichtiges Thema zur Ernährung ist das Zubereiten und Erwärmen von Speisen in der Mikrowelle, denn die Mikrowellen-Strahlung ist nicht nur schädlich, sie zerstört auch die Antioxidantien in der Nahrung, die unsere Körperzellen vor den sogenannten „freien Radikalen“ schützen. Wird Essen in der Mikrowelle zubereitet oder erhitzt, kann dauerhaft keine vitalstoffreiche Ernährung erfolgen. Gerade Gemüse sollte nur schonend erwärmt beziehungsweise gedünstet werden, um die Vitalstoffe weitestgehend zu erhalten.

Ein schnelles Umdenken ist hier auch bei der Erwärmung von Babynahrung in der Mikrowelle gefordert – zugegebenermaßen eine schnelle und einfache Weise, jedoch tatsächlich sehr ungesund. Eine frische Zubereitung der Mahlzeit ist immer vorzuziehen, jedoch nicht immer möglich, weshalb man dann aber auf eine schonende Erwärmung, zum Beispiel im Wasserbad, zurückgreifen sollte.

Und schlussendlich gibt es da noch die vielen Zusatzstoffe in der heutigen Nahrung, Umweltgifte, genmanipulierte Lebensmittel, Rückstände von Medikamenten und Hormonen, bestrahlte Nahrung und vieles mehr. Man kann nicht immer alldem ausweichen, auch nicht, wenn man ausschließlich auf Bioqualität der Lebensmittel achtet oder vieles aus eigenem Anbau erntet.

Aus diesem Grund habe ich die *Symbio Harmonizer Card* entwickelt. Durch diese Karte werden negative biophysikalische Belastungen im Nahrungsmittel harmonisiert, da jedes Nahrungsmittel Wasserbestandteile enthält, wessen Moleküle durch die *Symbio Harmonizer Card* zum Positiven verändert werden. Auf der biochemischen Ebene bleiben die Nahrungsmittel jedoch unverändert. Die Karte ist somit nicht für eine ungesunde Lebensweise gedacht, bei welcher man sich gänzlich auf die Umwandlung durch die Karte verlässt, jedoch ist sie ungemein hilfreich zur Verbesserung der Nahrungsenergetik, weil die Nahrung in eine höhere Schwingung versetzt wird.

Stellt man demnach ein Getränk, eine Speise oder Lebensmittel auf diese Karte, neutralisiert sie durch dieses spezielle biophysikalische Verfahren negative Energien. Wenn man zum Beispiel Kaffee, koffeinhaltige Limonade oder Speisen mit vielen künstlichen, aromatisierenden und geschmacksverstärkenden Stoffen auf die Karte stellt, wird man anschließend vom Geschmack dieser überrascht sein. Sind nämlich künstliche Stoffe energetisiert, die uns die Speise schmackhaft machen sollen, schmeckt sie, nachdem die Karte quasi „gearbeitet“ hat, fad und ungewürzt. Klienten schildern mir, dass manches einfach überhaupt keinen Geschmack mehr hatte oder stark verändert schmeckte. Andere Speisen, meist die frisch zubereiteten, schmecken dagegen oft besser, weil sie durch die Karte eine höhere Schwingung annehmen, was gerade sehr feinfühlige Menschen wahrnehmen. Die Nahrung liefert uns dann mehr Energie, man ist schneller und länger gesättigt.

Diese Karte gehört zu einer der Entwicklungen, für die ich ungemein dankbar bin, weil sie unser Leben tatsächlich bereichern kann.

Doch auch wenn wir unsere Ernährung noch so ausgeglichen und gesund gestalten, werden wir heutzutage allein über unsere Lebensmittel nicht mehr ausreichend mit Vitalstoffen versorgt. Wie wichtig jedoch eine optimale Versorgung mit essenziellen Mikrostoffen ist, möchte ich Ihnen gerne im nächsten Kapitel aufzeigen.

Die 47 essenziellen Vitalstoffe

Gesundheit und Krankheit beginnen auf der Zellebene – im molekularen Bereich der rund 100 Billionen Körperzellen. Infolgedessen ist Krankheit das Ergebnis von fehlender Zellgesundheit. Jede Sekunde sterben bei einem erwachsenen Menschen zwischen 10 und 50 Millionen Körperzellen, die natürlich durch neue Zellen ersetzt werden müssen. Dieses Absterben und Erneuern hält sich bis zum etwa 30igsten Lebensjahr die Waage. Danach erneuern sich die Zellen eines Menschen langsamer, und es entstehen weniger neue Zelle, als alte absterben – der Beginn des Alterungsprozesses.

Für mich heißt dies, dass wir alles dafür tun sollten, um unsere Zellen funktionstüchtig zu halten und unseren Zellkern, unsere DNA, unser Erbgut, sinnvoll und effektiv zu schützen und gesund zu erhalten.

So braucht jede Zelle für ihre Vitalität nicht nur Sauerstoff und Wasser, sondern auch Vitalstoffe. Hiervon gibt es insgesamt 91, von denen jedoch 47 wirklich lebensnotwendig sind. Genannt werden sie „Mikronährstoffe", und sie bestehen aus 13 Vitaminen, 4 Mineralien, 16 Spurenelementen sowie 2 Fett- und 12 Aminosäuren. Diese Mikronährstoffe sind voneinander abhängig, arbeiten kongenial zusammen und sind, wenn sie in der individuell optimalen Menge vorhanden sind, die Basis für ein gut funktionierendes Immunsystem und bestmögliche Stoffwechsel-Prozesse. Mikronährstoffe dringen bis in den Zellkern vor und sorgen bereits dort für die notwendige Zellgesundheit. Fehlt auch nur einer dieser Vitalstoffe, ist der Stoffwechsel bereits gestört, funktioniert nicht mehr optimal und das Immunsystem ist geschwächt.

Ein Nährstoffmangel zeigt erst einmal keine eindeutigen Symptome, hier können Beschwerden nur durch Schätzungen oder Vermutungen einem bestimmten Mangel zugeordnet werden. Aus diesem Grund ist es meiner Meinung nach zwingend erforderlich, eine Blutanalyse für die Diagnose durchzuführen. Dank der modernen Laboruntersuchungen ist die individuelle Versorgungssituation einfach anhand des Blutbildes zu überprüfen. Bei der Bestimmung der Vitalstoffmängel ziehe ich in jedem Fall eine Messung dem Glauben oder einer Einschätzung vor.

Anhand der Laborwerte kann man nun mit hochwertigen Nahrungsergänzungen fehlende Mikronährstoffe auffüllen. Hochwertig heißt für mich, dass sie aus natürlichen und reinen Quellen stammen, möglichst biologisch und schadstoffarm angebaut werden und man nur ganz bestimmte Begleitstoffe zufügt. Qualitativ hochwertig heißt aber auch, dass die Mikronährstoffe eine signifikante messbare Biophotonenabstrahlung haben. Diese Abstrahlung zeigt uns, wie viele Biophotonen bei der Einnahme an den Organismus abgegeben werden. Es ist mir außerdem wichtig, dass die Qualität aller Inhaltsstoffe schon bei Anlieferung geprüft wird.

Ich selbst vertreibe auch Nahrungsergänzungsmittel und achte sehr darauf, dass die Qualität der Inhaltsstoffe optimal ist, genauso wie die der Verpackung. Bei uns kann es deshalb vorkommen, dass ein Nahrungsergänzungsmittel kurzfristig nicht lieferbar ist, weil wir eine bestimmte Zutat nicht verarbeiten können, da die Qualität unseren hohen Anforderungen an das Endprodukt nicht standhält.

Doch nicht nur wir arbeiten so, es gibt natürlich auch andere Hersteller, die hohe Qualitätsansprüche an ihre Nahrungsergänzungsmittel haben, um den Menschen wirklich zu helfen, ihre Vitalstoffe effektiv mit hochwertigen Produkten aufzufüllen. Ich kann nur empfehlen, dass Sie als Endverbraucher auf solche guten Nahrungsergänzungsmittel achten, die um ein Vielfaches wirksamer sind als herkömmliche Supermarkt- oder Drogerieprodukte.

Am Beispiel Osteoporose möchte ich Ihnen nun aufzeigen, wie wichtig das Zusammenspiel der verschiedenen Mikronährstoffe ist und es schon Störungen geben kann, wenn nur ein einziger Baustein fehlt: Vitamin D sorgt dafür, dass Kalzium aus der Nahrung aufgenommen und in die Knochen eingebaut werden kann. Bei einem längerfristigen Mangel an Vitamin D kommt es somit auch unausweichlich zu einem Mangel an Kalzium, da die ausreichende Kalzium-Aufnahme im Darm nicht gewährleistet werden kann.

Kalzium wiederum ist zusammen mit Phosphor der wichtigste Baustein für Knochen und Zähne. 99% des Kalziums befinden sich in diesen Geweben. So liegt Kalzium nur zu 1% in gelöster Form im Blut und anderem Gewebe vor. Weil Kalzium für zahlreiche Vorgänge im Körper jedoch sehr wichtig ist, hält der Organismus den Kalziumspiegel im Blut sehr konstant. Sinkt demnach der Kalziumspiegel im Blut, schaltet der Körper in den „Notfallmodus" und zieht das benötigte Kalzium aus Knochen und Zähnen. Bei vielen Menschen ist dies der Beginn eines Osteoporose-Leidensweges. Dies ist nur ein Beispiel von vielen, welche Folgen es haben kann, wenn dem Körper Vitalstoffe fehlen.

Krankheitssymptome zeigen sich oft erst, wenn bereits viele Zellen einen Mangel aufweisen beziehungsweise entartet sind. Zu Beginn eines Defizits sind die Beschwerden meist diffus und schwer zuzuordnen, oft jedoch fühlen sich die Menschen abgeschlagen und antriebslos mit psychischen und physischen Auswirkungen. Fakt ist, dass ohne genügend Vitalstoffe die Versorgung und Entgiftung der Zelle nicht mehr gewährleistet ist, wodurch wichtige Regenerations- und Heilungsprozesse vom Körper nicht effektiv durchgeführt werden können. Hierzu sei noch erwähnt, dass eine Prävention, also ein frühzeitiges Erkennen der Mängel durch einen Bluttest und die Substitution durch Nahrungsergänzungsmittel, sehr viel wirkungsvoller ist als eine Einnahme während bereits chronischer oder schwerer Erkrankungen.

Was sehr häufig zu einem Mangel an Vitalstoffen führt, ist Stress, wobei die Menschen vor allem in westlichen Ländern am stärksten betroffen sind, meist aus beruflichen Gründen. Der Druck im Berufsleben und familiäre Verpflichtungen werden von meinen Klienten hier oft als Stressfaktoren angegeben. Wenn wir jedoch in der heutigen Zeit gestresster und demnach schneller unterwegs sind, verbraucht auch unser Körper mehr „Treibstoff", ähnlich wie ein Auto bei hohen Geschwindigkeiten mehr Benzin benötigt. Und so, wie wir unsere Fahrzeuge auftanken, damit sie fahrtüchtig bleiben, sollten auch wir unsere Nährstoff-Depots gut auffüllen, um Stresssituationen besser bewältigen zu können.

Abschließend sei hier gesagt, dass auch jede Therapieform optimaler wirkt und schneller anschlägt, wenn die 47 essenziellen Vitalstoffe in der Norm sind. Welche Vitalstoffe das im Einzelnen sind und welche körperlichen Bereiche sie betreffen, welche Hauptsymptome sie bei einem Mangel verursachen und in welchen Nahrungsmitteln sie hauptsächlich vorkommen, sehen Sie nachfolgend:

Die 13 Vitamine

Vitamin A

Vitamin A zählt zu den Antioxidantien, wodurch es freie Radikale bekämpft. Es unterstützt die Sehkraft, das Nervensystem, die Haut und das Immunsystem. Außerdem ist es wichtig für den Aufbau unserer Schleimhäute.

Mangel-Symptome: Nachtblindheit, aber auch trockene Augen, allgemeine Sehstörungen und Atemwegserkrankungen können unter anderem entstehen.

Natürliche Vorkommen: Leber, Milch, Eier, Obst, Gemüse, Nüsse als Vitamin-Vorstufe.

Vitamin B1 (Thiamin)

Vitamin B1 ist wichtig für das Nervensystem, insbesondere für den Erhalt des Nervengewebes und außerdem des Herzmuskelgewebes. Außerdem ist es beteiligt an bestimmten Stoffwechselvorgängen.

Mangel-Symptome: Hautkribbeln, Müdigkeit, Übelkeit und einige neuro-psychiatrische Beschwerden wie Gang- und Gedächtnisstörungen.

Natürliche Vorkommen: Vollkornprodukte, Haferflocken, einige Hülsenfrüchte, Fleisch – vor allem Schweinefleisch.

Vitamin B2 (Riboflavin)

Vitamin B2 ist für viele Stoffwechselvorgänge wichtig (Umwandlung von Fetten, Eiweißen und Kohlenhydraten). Es sorgt für schöne Haut, Haare und Fingernägel, ist wichtig für die Fruchtbarkeit, stärkt die Sehkraft und die Schilddrüse.

Mangel-Symptome: Risse an den Mundwinkeln, Entzündungen der Mundschleimhaut oder entzündliche Hauterkrankungen können Hinweis auf einen Vitamin B2-Mangel sein.

Natürliche Vorkommen: Milchprodukte, Fleisch und Fisch, Vollkornprodukte, Brokkoli, Grünkohl, Hefe.

Vitamin B3 (Niacin)

Niacin ist ein Vitamin, das in der Leber gespeichert wird. Es wird zur Herstellung von Sexualhormonen benötigt, dient zur Senkung des Cholesterins und wirkt sich positiv auf die Stimmungslage und das Nervensystem aus, weil Vitamin B3 an der Produktion von Neurotransmittern (Serotonin) beteiligt ist.

Mangel-Symptome: Appetitverlust, Müdigkeit, aber auch Schlaflosigkeit und Konzentrationsstörungen.

Natürliche Vorkommen: Kalbs- und Hühnerleber, Erdnüsse, Makrele, Aprikosen.

Vitamin B5 (Panthothensäure)

Vitamin B5 ist sehr wichtig für das Bindegewebe, Schleimhäute, Haare und Nägel, die Wundheilung, aber auch für die Immunabwehr. Auch zur Vorbeugung von grauen Haaren, bei Akne und unreiner Haut wird es empfohlen.

Mangel-Symptome: Trockene, rissige, unreine Haut, brüchige Haare, Appetitlosigkeit, Verstopfung, schnelles Ermüden, brennende Füße, Taubheitsgefühle und schlecht heilende Wunden.

Natürliche Vorkommen: Kalbsleber, Erdnüsse, Naturreis, Brokkoli, Eier, Hummer.

Vitamin B6 (Pyridoxin)

Dieses Vitamin ist wichtig für den Eiweißstoffwechsel, das Herz, den Gehirn-Stoffwechsel und die Leber sowie die Reizübertragung von Nervenzellen bzw. die Bewältigung von Stress. Es trägt zur Regulierung der Hormone bei, deshalb ist es auch in der Schwangerschaft und den Wechseljahren für Frauen wichtig. Es ist außerdem gut für das Nervensystem und zur Bildung von roten Blutkörperchen.

Mangel-Symptome: Müdigkeit bis hin zur Erschöpfung, erhöhter Homocysteinspiegel, Schlaflosigkeit, geistige Schwäche und Verwirrtheit, Stimmungsschwankungen.

Natürliche Vorkommen: Fleisch, vor allem Hühnerfleisch, Leber, Makrele, Kartoffel, Hülsenfrüchte, Avocado, Brokkoli, Rosenkohl, Spinat, Tomate, Banane.

Vitamin B7 oder H (Biotin)

Das Vitamin B7 ist wichtig für das Zellwachstum und hat Einfluss auf das Wachstum und die Erhaltung von Haut und Haaren sowie Schleimhäute.

Mangel-Symptome: Haarausfall, Depressionen oder Störungen im Fettstoffwechsel, trockene oder auch fettige Haut.

Natürliche Vorkommen: Fleisch, Milch und Eier, Vollkornprodukte und Hülsenfrüchte.

Vitamin B9 (Folsäure)

Bekannt ist Folsäure durch die Wichtigkeit bei einem Kinderwunsch und auch während der Schwangerschaft für eine gute Entwicklung des ungeborenen Kindes. Aber auch an anderen wichtigen Körperprozessen ist Folsäure beteiligt. So beeinflusst es günstig Herz und Kreislauf und die Leistungsfähigkeit (auch die geistige), die Blutbildung sowie die Zellteilung, kräftigt das Haar, stärkt die Magen-Darm-Tätigkeit.

Mangel-Symptome: Schwindel, Durchfall, Depressionen, Blässe, Reizbarkeit und Kurzatmigkeit, aber auch häufiges Nasenbluten, langsamere Wundheilung und eine geschwächte Immunabwehr können Hinweise auf einen Mangel sein.

Natürliche Vorkommen: Spinat und Grünkohl.

Vitamin B12 (Cobalamin)

Vitamin B12 muss sich, um über den Darm aufgenommen zu werden, mit einer von der Magenschleimhaut gebildeten Substanz verbinden. So entsteht ein Mangel oft durch eine Erkrankung der Magenschleimhaut, bei längerer Einnahme von Antibiotika, Darmerkrankungen, Alkohol- und Nikotinmissbrauch sowie nach Magen- und Darmoperationen und fleischloser Ernährung. Vitamin B12 stärkt außerdem die Muskeln und ist wichtig für die Zellteilung, das Gehirn sowie das Nervensystem. Es hilft beim Stressabbau und fördert eine positive Grundhaltung.

Mangel-Symptome: Zungenbrennen, Gangunsicherheit, Lähmungen, Gefühlsstörungen, psychische Veränderungen.

Natürliche Vorkommen: Fleisch, Fisch, Eier, weshalb Veganer und Vegetarier auf eine ausreichende Versorgung mit hochwertigen Nahrungsergänzungsmitteln achten sollten.

Vitamin C

Vitamin C steigert die Produktion von Antikörpern, unterstützt den Schutz vor Infekten und Infektionen, verbessert die Wundheilung, stabilisiert den festen Sitz der Zähne und vermindert Zahnfleischbluten, lindert Schwäche und Müdigkeit sowie Leistungsabfall, wirkt schuppiger und trockener Haut entgegen, verhindert Schäden der Immunzellen, neutralisiert freie Radikale, stabilisiert das Bindegewebe, ist ein Gefäßschutz, reguliert die Hormonausschüttung, verbessert die Kalzium- und Eisenaufnahme und ist sogar als Entgiftungsmittel anerkannt.
Es trägt zu einer normalen Kollagenbildung bei, ist gut für das Nervensystem, schützt vor oxidativem Stress.

Mangel-Symptome: Infektanfälligkeit, gräulich-blass wirkender Haut, häufiges Zahnfleischbluten, Gelenkentzündungen, Schwindel, Herz-Kreislaufprobleme, verminderte Leistungsfähigkeit.

Natürliche Vorkommen: Kartoffeln, Paprika, Sanddorn, Hagebutte, Orangen, verschiedene Kohlsorten.

Vitamin D3

Vitamin D3 wird in unserem Körper durch direkte Sonneneinstrahlung auf unsere Haut gebildet. Der Körper kann dieses Vitamin D3 auch eine Weile im Körper speichern. Doch gerade nach den dunklen Wintermonaten sind diese Speicher leer.
Vitamin D3 fördert die Aufnahme von Kalzium, es stärkt das Immunsystem, sorgt für innere Ruhe und entspannten Schlaf und erhöht die Stressbewältigung. Es steigert die Lebensfreude, Konzentration und ak-

tiviert das Gehirn. Außerdem wird es bei der Krebsprävention, dem Vorbeugen einer Herzschwäche sowie Multipler Sklerose eingesetzt. Weil Vitamin D3 die Aufnahme von Kalzium fördert, sollte man es immer mit dem Vitamin K2 einnehmen. Dies verhindert, dass Kalzium in den Blutgefäßen und weichen Geweben eingelagert wird. Vitamin K2 ist ein natürlicher Gefäßreiniger und sorgt für die Erhaltung starker gesunder Knochen.

Mangel-Symptome: Depression, Muskel- und Gelenkschmerzen, Muskelschwäche, Bluthochdruck und andere Herz-Kreislaufprobleme.

Natürliche Vorkommen: Lebertran, Hering, Aal, Lachs, Thunfisch, Eigelb, Pfifferlinge, Champignons und Steinpilze.

Vitamin E

Dieses Vitamin ist ein sogenanntes Antioxidant und schützt unsere Zellen vor freien Radikalen und somit vor Zerstörung und Alterung. So reduziert es Faltenbildung und hält die Haut jünger und straffer. Außerdem beugt es Altersflecken vor und fördert die Durchblutung. Durch die dadurch bessere Sauerstoffversorgung bekommt der Körper mehr Energie und Kraft.

Mangel-Symptome: Müdigkeit, Konzentrationsstörungen, nachlassende Leistungsstärke, Kopfschmerzen, trockene Haut, Wundheilungsstörungen, Netzhauterkrankungen.

Natürliche Vorkommen: Olivenöl, Weizenkeimöl, Sonnenblumenöl, Rapsöl, Nüsse.

Vitamin K

Die Hauptaufgabe von Vitamin K ist die der Blutgerinnung. Ohne dieses Vitamin wäre es nicht möglich, Blutungen zu stoppen. Außerdem verhindert es Kalkablagerungen in Blutgefäßen und Knorpeln und hilft bei der körpereigenen Regulation und Reparatur von zum Beispiel Augen, Leber, Nieren, Nerven. Besonders Frauen sollten auf einen ausgeglichenen Vitamin-K-Spiegel nach den Wechseljahren achten, da es einer Osteoporose entgegenwirkt.

Mangel-Symptome: Stärkere und längere Blutungen bei Verletzungen, blaue Flecken, Schleimhautbluten, Nasenbluten.

Natürliche Vorkommen: Spinat, Rucola, Mangold, Feldsalat, Eisbergsalat.

Die 6 Mineralien

Kalzium

Je nach Gewicht und Größe eines Menschen beträgt der Kalziumgehalt etwa 1 Kilogramm. Der größte Anteil an Kalzium ist im Skelett und in den Zähnen gebunden. Kein Wunder also, dass man umgangssprachlich auch von dem „Knochenmineral" spricht, denn Kalzium gibt unseren Knochen und Zähnen eine enorme Festigkeit.

Mangel-Symptome: Muskelkrämpfe (genauso wie ein Magnesiummangel), Herz- und Kreislaufprobleme, Karies, Parotondose, Verdauungsprobleme, brüchige Fingernägel, schlechter Haarzustand, psychische Störungen, grauer Star.

Natürliche Vorkommen: Vollkorngetreide, Mineralwässer mit hohem Kalziumanteil, Fenchel, Lauch, Grünkohl, Brokkoli, Beerenobst, Kräuter, Nüsse und natürlich Kuhmilch, von welcher ich allerdings abrate. Kalzium aus der Milch ist nicht zu empfehlen, da es der Körper nicht aufnehmen kann und es sauer verstoffwechselt.

Magnesium

Magnesium hat im Körper ähnliche Aufgaben wie Kalzium, was die Muskeln, die Signale zwischen Nerven und Muskeln und die Herztätigkeit betrifft, deshalb sollte Magnesium und Kalzium bei einem Mangel immer in einem ausgewogenen Verhältnis zugeführt werden. Magnesium ist außerdem an der Ausgewogenheit des Fett- und Kohlenhydratstoffwechsels.

Mangel-Symptome: Müdigkeit, Stressanfälligkeit, Magen-Darm-Beschwerden, Kopfschmerzen, Schwindel, aber auch Angststörungen, hoher Blutdruck, häufiges Frieren.

Natürliche Vorkommen: Mineralwässer, Hülsenfrüchte, Nüsse (vor allem Walnüsse, Haselnüsse, Mandeln), Vollkornmehle, Haferflocken.

Kalium

Mit der Hilfe von Kalium werden Impulse zwischen den Zellen weitergeleitet und die elektrische Spannung aufrecht gehalten, dies vor allem zwischen Nerven und auch den Muskeln, sodass dieses Mineral sehr wichtig für unsere Herzfunktion ist. Weiterhin ist es an der Säureregulation im Körper beteiligt.

Mangel-Symptome: Müdigkeit, Muskelschwäche, Herzrhythmusstörungen.

Natürliche Vorkommen: Aprikosen, Bananen, Karotten, Tomaten, alle Kohlsorten, Kartoffeln, Nüsse, Sellerie, Kürbis.

Natrium

Natrium ist wichtig für den Aufbau der elektrischen Spannungen zur Weiterleitung von Impulsen der Nerven und den Muskeln. Außerdem spielt Natrium eine große Rolle für die Regulation des Herzrhythmus' und des Wasserhaushalts, stärkt die Zellwände und die Knochen, reguliert den Säure-Basen-Haushalt.

Mangel-Symptome: Muskelkrämpfe, Muskelzucken, Schwäche, Müdigkeit, Kopfschmerzen, absinkender Blutdruck, Übelkeit.

Natürliche Vorkommen: Hier sei erwähnt, dass ein Mangel eher selten ist, es sei denn, man verliert akut viel Wasser durch Schwitzen, häufiges Urinlassen, Magen-Darm-Erkrankungen wie Erbrechen und Durchfall. Meist haben wir es mit einem Zuviel an Natrium zu tun, weil es in den meisten Lebensmitteln vorkommt, vor allem die verarbeiteten. Zusätzlich wird in den meisten Haushalten viel zu viel gesalzen.

Die 2 Fettsäuren Omega 3 und Omega 6

Omega 3 und Omega 6 sind ungesättigte Fettsäuren, die, im richtigen Verhältnis zueinander, den Gesamtcholesterinspiegel senken. Dies wiederum wirkt sich positiv auf die Herz-Kreislaufgesundheit aus. Zusätzlich wirken sie in hohem Maße entzündungshemmend und fördern die Durchblutung. Vor allem Omega 3 wirkt allen entzündlichen Prozessen im Körper entgegen.

Mangel-Symptome: Muskel- und Gelenkschmerzen, Entzündungen, die schlecht heilen, Arthrose, Rheuma, Herz-Kreislauf-Erkrankungen, Ängste, Depressionen, Konzentrationsprobleme, verstärkte Allergiesymptome, Verdauungsstörungen.

Natürliche Vorkommen:
Omega 3: Fisch, vor allem Makrele, Lacks, Forelle, Thunfisch, Hanföl, Leinöl, Walnussöl, Rapsöl, Spinat, Bohnen, Chiasamen, Walnüsse, Mandeln.
Omega 6: Schweineschmalz, Schweineleber, Eigelb, Thunfisch, Leberwurst, Fleisch, Sonnenblumenöl, Lachs, Makrele.

Die 16 Spurenelemente

Eisen

Eisen ist hauptsächlich an der Bildung beziehungsweise dem Aufbau von Hämoglobin beteiligt, dem roten Blutfarbstoff. Außerdem ist es ein wichtiges Mineral, um Sauerstoff im Körper zu transportieren.

Mangel-Symptome: Schwindel, blasse Haut, entzündete Mundwinkel, Infektanfälligkeit, Probleme mit Schleimhäuten, Kurzatmigkeit, schnelles Ermüden, Kopfschmerzen, verminderte Leistungsfähigkeit, Konzentrationsstörungen, aber auch Vergesslichkeit.

Natürliche Vorkommen: einen sehr hohen Anteil an Eisen hat Leber, Weizenkleie, Haferflocken, Leinsamen, Quinoa, Sesam, Kürbiskerne, rote Beete, Eidotter

Kupfer

Kupfer gehört zu den Antioxidantien und neutralisiert somit freie Radikale, außerdem ist es an Stoffwechselprozessen beteiligt, weil es Bestandteil vieler Enzyme ist. Gespeichert wird es in der Leber, deshalb ist es wichtig, dass man Kupfer nicht überdosiert einnimmt. Sind die Aufnahmekapazitäten der Leber erschöpft, lagert der Körper Kupfer auch in anderen Körperregionen ein, was wiederum eine toxische Wirkung hat.

Mangel-Symptome: Lebererkrankungen, Pigmentstörungen auf Haut und Haaren, Blutarmut, hohe Cholesterinwerte, niedrige Knochendichte, Immunsystem-Schwäche.

Natürliche Vorkommen: Leber, Schokolade, Nüsse, Getreide, Meerestiere, Gemüse.

Zink

Zink ist wichtig für unsere Immunabwehr und es hilft, freie Radikale zu binden. Weiterhin hat es eine wichtige Aufgabe bei der Produktion von Neurotransmittern und den Hormonen Serotonin und Dopamin sowie bei der Schwermetallausleitung.

Mangel-Symptome: Müdigkeit, Erschöpfung, schlechtes Hautbild wie trockene, schuppige Haut, brüchige Nägel, Haarausfall, Neigung zu Allergien.

Natürliche Vorkommen: Weizenkeime, Leber, Kürbiskerne, Leinsamen, Austern.

Selen

Selen ist wichtig für ein intaktes Immunsystem, für die Produktion der Schilddrüsenhormone und die Bildung von Spermien.

Mangel-Symptome: weiße Flecken auf den Nägeln, dünne, farblose Haare sowie Haarausfall, trockene Haut, Schilddrüsenprobleme.

Natürliche Vorkommen: Fleisch, Fisch, Eier, alle Kohlsorten, Lauch, Linsen, Spargel, Nüsse, Pilze.

Jod

Dieses Spurenelement ist wichtig für viele Stoffwechselprozesse, vor allem die der Schilddrüse, da es ein Bestandteil von Schilddrüsenhormonen ist. Da Jod auch am Fettstoffwechsel beteiligt ist, hilft es bei der Gewichtsabnahme.

Mangel-Symptome: Müdigkeit, Energielosigkeit, Wachstumsstörungen bei Kindern, ebenso Entwicklungsstörungen bei Kindern und Jugendlichen, Konzentrationsstörungen, Kälteempfindlichkeit, ein Gefühl der Enge im Hals, trockene oder zu feuchte Haut.

Natürliche Vorkommen: Vor allem in Seefischen, vor allem Schellfisch, und Meeresfrüchten, in geringem Maße auch in Spinat und Milch.

Silizium

Dieses Spurenelement ist wichtig für die Haut, Haare und Nägel, für die Regeneration des Knochengewebes. Es verleiht außerdem dem Bindegewebe eine elastische Stabilität.

Mangel-Symptome: schwaches Bindegewebe, Cellulitis, Haarausfall, brüchige Nägel, rissige Haut, vorzeitige Hautalterung.

Natürliche Vorkommen: Zwiebeln, Mais, Vollkornprodukte, Reis, Kartoffeln, Hirse, Hafer, Erdnüsse, Eier, Mineralwässer.

Mangan

Auch Mangan ist wichtig für das Bindegewebe, die Knorpel und Knochen und ist Bestandteil von vielen Enzymen, die für den Kohlenhydrat-, Protein-, und Fettstoffwechsel wichtig sind. Auch für die Energiekraftwerke der Zellen, die Mitochondrien, ist Mangan ein äußerst wichtiges Spurenelement.

Mangel-Symptome: Trockene Haut, frühzeitig ergrauende Haare, Menstruationsprobleme, Appetitlosigkeit, Gewichtsabnahme, Entgiftungsstörungen.

Natürliche Vorkommen: Vollkornprodukte, Hafer, Hirse, Reis, Hülsenfrüchte, Leinsamen, Nüsse, grünes Blattgemüse, Trockenpflaumen.

Chrom

Chrom unterstützt die Schilddrüse und die Aufnahme von Eiweißbausteinen in die Muskulatur, es hat positiven Einfluss auf den Blutzuckerspiegel. Außerdem senkt es den Cholesterin-Spiegel und erhöht das gute HDL-Cholesterin.

Mangel-Symptome: Erhöhtes Diabetes-Risiko, Gewichtsverlust, Verwirrung, Koordinationsstörungen.

Natürliche Vorkommen: Fleisch, Vollkornprodukte, Bierhefe.

Molybdän

Molybdän ist an der Herstellung der Erbsubstanz (DNS und RNS) beteiligt und spielt eine entscheidende Rolle bei der Eisenaufnahme. Außerdem sorgt das Spurenelement mit Enzymen dafür, dass der Körper Energie aus Fett gewinnt und Harnstoffe abgebaut werden.

Mangel-Symptome: Herzjagen, Kurzatmigkeit, Nachtblindheit, Übelkeit, Bauchkrämpfe, Durchfälle, Benommenheit, Juckreiz, schwankende Stimmungslage. Ein Mangel entsteht hauptsächlich durch entzündliche Darmerkrankungen wie Colitis ulcerosa oder Morbus Crohn.

Natürliche Vorkommen: Kartoffeln, Sojamehl, Rotkohl, weiße Bohnen, Naturreis, Spinat, Schweinefleisch, Weizenvollkornprodukte.

Fluorid

Fluorid ist in der natürlichen Form in Knochen und Zähnen enthalten und ist wichtig für deren Festigkeit. So stärkt Fluorid den Zahnschmelz und beugt Karies vor. Da Fluorid nur in sehr geringen Mengen unschädlich für den Körper ist, kommt es durch Fluoridierte Zahncremes, Fluoridierungen beim Zahnarzt und den Fluorid-Tabletten bei Säuglingen leicht zu einer Überdosierung.

Mangel-Symptome: Karies, evtl. auch Osteoporose.

Natürliche Vorkommen: Seefisch, Schwarztee, Leber, Fleisch, Mineralwässer.

Phosphor

Phosphor ist wichtig für den Aufbau der Zellwände und der Erbsubstanz, außerdem stabilisiert es den Säuren-Basen-Haushalt im Blut.

Mangel-Symptome: Muskelschwäche, Erkrankungen des Herzmuskels, deformierte Knochen, Kleinwuchs.

Natürliche Vorkommen: Phosphor kommt in fast allen Lebensmitteln vor, vor allem aber in Fleisch, Milch, Käse, Nüssen, Hülsenfrüchten, Obst, Gemüse.

Nickel

Wie Molybdän auch, ist Nickel an der Herstellung der Erbsubstanz beteiligt und ebenfalls wichtig für die Eisenaufnahme. Nickel ist außerdem dafür bekannt, dass es Kontaktallergien auslösen kann, wie zum Beispiel durch nickelhaltigen Schmuck oder auch Hosenknöpfe.

Mangel-Symptome: Die Eisenaufnahme kann beeinträchtigt sein, sodass der Hämoglobingehalt des Blutes sinkt.

Natürliche Vorkommen: Nüsse, Hülsenfrüchte, Getreide, Kakaopulver und Schokolade.

Lithium

Es kommt in nur sehr geringen Mengen im Körper vor, ist jedoch wichtig für den Gehirnstoffwechsel und somit für unsere Stimmungslage. Lithiumsalze werden deshalb als Therapie bei psychischen Erkrankungen wie Depressionen eingesetzt.

Mangel-Symptome: psychische Störungen wie Depressionen.

Natürliche Vorkommen: Schokolade, Milch, Butter, Eier, Fleisch, Getreide, einige Mineralwässer.

Rubidium

Dieses Spurenelement ist wichtig für eine gesunde Schwangerschaft und das zentrale Nervensystem.

Mangel-Symptome: Diese sind bisher nur bei Dialysepatienten dokumentiert.

Natürliche Vorkommen: Hauptsächlich Kaffee enthält viel Rubidium, vor allem Kaffee aus Arabica-Kaffeebohnen, Schwarztee, Spargel, getrocknete Bohnen.

Vanadium

Vanadium ist am Fett- und Zuckerstoffwechsel und der Mineralisierung der Knochen und Zähne beteiligt.

Mangel-Symptome: Schlechtere Knochen- und Zahnbeschaffenheit, Störungen des Fett- und Zuckerstoffwechsels.

Natürliche Vorkommen: Pflanzenöle, Buchweizen, Hülsenfrüchte, Austern, Nüsse, Fisch, Fleisch.

Kobalt

Kobalt kommt im Körper im Vitamin B12 und B9 in geringen Mengen vor. Die Funktion dieses Spurenelements, Mangel-Symptome und natürlichen Vorkommen entsprechen der Beschreibung des Vitamin B12.

Die 12 Aminosäuren

Aminosäuren haben die unterschiedlichsten Aufgaben im Körper, sie sind zuständig für den Aufbau von Enzymen und Hormonen sowie die Bildung von Antikörpern, die Blutgerinnung und den Aufbau der Muskulatur und dem Kollagen, welches wichtig für unsere Bindehaut, die Haut und die Knochen ist. Der körperliche Bedarf an Aminosäuren ändert sich im Falle von viel Leistungssport, Krankheit, Stress oder auch einer einseitigen Ernährung.
Dennoch sollte man nicht zu leichtherzig zu Nahrungsergänzungsmitteln mit Aminosäuren greifen, weil eine Überdosierung hier genau das Gegenteil bewirken kann und die Beschwerden zunehmen. Ich halte es für sehr wichtig, dass man hier mit Hilfe eines Bluttests schaut, welche Aminosäuren tatsächlich fehlen und nur diese in entsprechender Dosierung dem Körper zuführt. Dies gilt natürlich auch für bestimmte Vitamine, Mineralien und Spurenelemente, welche nicht wasserlöslich sind und ein Zuviel davon Probleme bereitet.

Mangel-Symptome: Antriebslosigkeit, Immunschwäche, innere Unruhe, Verdauungsprobleme, depressive Stimmungslage, Ein- und Durchschlafprobleme, verminderte Leistungsstärke, Konzentrationsmangel, Gelenkbeschwerden, schlechtes Hautbild, schlechtes Bindegewebe.

Natürliche Vorkommen: Bei einer ausgewogenen Ernährung mit genügend Gemüse, Obst, Fleisch, Fisch, Eier, Vollkornprodukten sollte man mit allen essenziellen Aminosäuren gut versorgt sein.

Die 12 wichtigsten Aminosäuren und ihre Aufgaben im Körper

Arginin ist wichtig für unseren Blutdruck, das Herz-Kreislaufsystem und viele Stoffwechselprozesse, für ein starkes Immunsystem und eine gute Durchblutung, für die Hormonproduktion, das Ausscheiden von Ammoniak, die Zellteilung und Wundheilung.

Cystin braucht der Körper, um das Vitamin B6 besser verarbeiten und nutzen zu können. Es hilft beim Abbau von Schleim (zum Beispiel bei Bronchitis) und bei der Wundheilung von Verbrennungen. Außerdem schützt es vor freien Radikalen und ist eine gute Anti-Aging-Aminosäure.

Histidin fördert die Bildung von Gewebe, stärkt das Immunsystem und regt die Produktion von Magensäften an.

Isoleucin zur Regulation des Energiehaushaltes und Blutzuckerspiegels, verbessert die körperliche und geistige Ausdauer.

Leucin fördert den Eiweißaufbau und die Fettverbrennung der Muskeln, ist wichtig für die Regulation des Blutzuckerspiegels und die Produktion von Wachstumshormonen und die Wundheilung.

Lysin ist wichtig für eine optimale Virusabwehr, hier insbesondere der Herpes-Viren, für ein starkes Bindegewebe und gesunde Knochen.

Methionin wird für den Aufbau von Knorpel benötigt, ist gut für Nägel und Haare, den Abbau von Fett. Diese Aminosäure ist die wichtigste in der Krebsprävention.

Phenylalanin ist wichtig für die Produktion von Neurotransmittern im Gehirn (Dopamin, Noradrenalin, Adrenalin), es ist hilfreich für ein besseres Auffassungsvermögen und somit das Lernen, außerdem beeinflusst es unsere Stimmungslage positiv.

Prolin fördert ein gutes Hautbild durch die Bildung von Kollagen und deshalb ebenso wichtig für unsere Muskeln, Sehen und Gelenke.

Threonin hilft gegen Müdigkeit, baut ebenso Kollagen auf. Durch diese Aminosäure werden Nährstoffe viel besser aufgenommen.

Tryptophan baut Serotonin auf und hilft somit bei Depressionen und Schlaflosigkeit.

Valin wird benötigt für den Aufbau und die Stärkung von Nervenbahnen, fördert die Regeneration und das Wachstum von Gewebe und ist wichtig für den Muskelstoffwechsel.

Neben einer gesunden Ernährung und der optimalen Versorgung mit Mikronährstoffen gehört unbestreitbar das Trinken von Wasser. Reines Wasser erfüllt viele Aufgaben in unserem Organismus und ist ebenso essenziell wichtig für unser Überleben, weshalb ich diesem Thema ein eigenes Kapitel widme.

Reines Wasser – die Quelle unseres Lebens

Nicht nur die Erde besteht aus 70% Wasser, auch der menschliche Organismus und zahlreiche andere Lebewesen. Man weiß heute, dass der Mensch längere Zeit ohne Nahrung überleben kann, ohne Wasser jedoch nur wenige Tage. Weshalb das so ist, erklären die folgenden Informationen: Wasser verteilt sich in das Gewebe, Blut, Lymphe, Fett, Knochen und Verdauungssäfte. 9 Liter Flüssigkeit braucht allein der Verdauungstrakt. Täglich! Ganze 1½ Liter davon werden zur Bildung von Speichel benötigt...

Nun muss man selbstverständlich keine 10 Liter Wasser täglich trinken, um eine gesunde Körperfunktion aufrecht zu erhalten, ein gesunder Erwachsener sollte jedoch die Flüssigkeit aufnehmen, die der Körper durch Urin, Stuhl, Schweiß und den Atem täglich verliert. Dies sind zwischen zwei und drei Liter Flüssigkeit pro Tag (man rechnet etwa 35 Milliliter pro Kilogramm Körpergewicht). Diese bekommt er durch das Trinken von reinem, ungesüßtem Wasser – etwa 1 bis 1½ Liter pro Tag – und etwa einem Liter über feste Nahrung, im Idealfall durch Obst und Gemüse.

Ein Wassermangel macht sich bekanntermaßen durch ein Durstgefühl bemerkbar. Allerdings weiß man mittlerweile, dass der Körper bereits unterversorgt ist, wenn man Durst empfindet. In diesem Fall greift er auf Reserven in Blut und Gewebe zurück, das Blut wird somit dicker und fließt langsamer durch den Körper, was das Herz-Kreislauf-System stark belastet. So verwundert es nicht, wenn man bereits bei einem Flüssigkeitsverlust von 12-15% Kreislaufprobleme und Bewusstseinsstörungen bekommen kann. Füllt man dann keine Flüssigkeit auf, führt es zu Schläfrigkeit, Verwirrtheit bis zum Koma und Organversagen, und schon ein Wasserverlust von nur 20% führt zum Verdursten.

Wasser ist vor allem ein Lösungs- und Transportmittel für Nährstoffe, Enzyme, Hormone und Stoffwechsel-Produkte. Die im Darm gelösten Nährstoffe werden über Blut und Lymphe zu den Zellen transportiert. Gleichzeitig werden auch Abfallprodukte des Stoffwechsels (überwiegend Harnstoff und Salz) ausgeschwemmt. Genügend Flüssigkeit bedeutet hier auch eine bessere Fließgeschwindigkeit des Blutes. Ausgeschwemmt werden aber nicht nur natürliche Abfallprodukte, sondern auch Gifte, und eben überschüssige Flüssigkeit über die Nieren. Nimmt man nun zu wenig Flüssigkeit auf, ist die Nierentätigkeit herabgesetzt und der Elektrolythaushalt bekommt ein Ungleichgewicht, genauso wie die körpereigene Entgiftung. Doch nicht nur die Organe, Blut, Lymphe und das Verdauungssystem benötigen genügend Wasser, auch Lunge, Haut und die Schweißdrüsen sondern Flüssigkeit ab, und das nicht nur beim Sport, sondern sogar, wenn wir schlafen.

Trinken sollten wir hauptsächlich reines, stilles Wasser, welches sehr mineralstoffarm ist – auch wenn die Werbung mineralstoffreiches Wasser empfiehlt. Warum nun aber Wasser mit wenig Mineralstoffen, hört sich das andere doch viel gesünder an, und wir sollten doch möglichst viele Spurenelemente und Mineralien zu uns nehmen, oder? Der Grund ist logisch und recht einfach: Mineralstoffreiches Wasser ist durch die Mineralien bereits gesättigt, was bedeutet, dass es keine Kapazitäten mehr hat, Abfall- und Giftstoffe aus den Zellen aufzunehmen und auszuschwemmen.

Beim Thema Wasser stellt sich außerdem die Frage, wie gesund und gut Leitungswasser ist. Das Wasser in Deutschland wird meist aus dem Grundwasser gewonnen, hat also bereits auf natürlichem Weg eine Reinigung durch die Erdschichten durchlaufen, was an sich von Vorteil ist. Ebenfalls werden in Deutschland die gesetzlichen Auflagen für gesundes Wasser erfüllt, das heißt nur ganz selten werden Grenzwerte für Keimbelastungen oder andere Stoffe überschritten. Allerdings befindet sich im normalen Leitungswasser oft zu viel Chlor, Rückstände von Medikamenten, Hormonen und Aluminium, welches dem Wasser als sog. „Flockungsmittel“ zugesetzt wird und in Deutschland erlaubt ist, weil es im Trinkwasser noch immer als unbedenklich gilt.

Es gibt jedoch mittlerweile mehrere Methoden, um Leitungswasser sowohl stofflich als auch feinstofflich-energetisch zu reinigen. Hierzu gibt es Filtersysteme, die mit Wasser befüllt werden und mehrere Filter und teilweise sogar mehrere Steinschichten durchlaufen. Es gibt aber auch Systeme, durch welche das Wasser direkt an der Hauptwasserleitung gereinigt wird und man somit nicht nur gutes, gereinigtes Trinkwasser erhält, sondern auch die bessere Qualität beim Duschen und Waschen spürt. Hier sollte jeder schauen, welche Bedürfnisse das System erfüllen soll, welches für einen selbst von Vorteil ist und natürlich auch, wieviel man investieren möchte.

Vorstellen möchte ich gerne ein System zur Wasseraufbereitung, das von mir und meinem Team entwickelt wurde und wir auch im Institut nutzen. Von vielen Klienten oder Besuchern werde ich oft darauf angesprochen, weil das Wasser einfach weicher schmeckt und die Leute meist Lust auf mehr bekommen. Die zahlreichen Fragen, die mir meine Klienten stellen, vor allem nach der Wirkweise und der Handhabung, möchte ich gerne nachfolgend beantworten.

Der *Symbio-Harmonizer Water* basiert, wie alle meine Entwicklungen, auf der vorgestellten biophysikalischen Methode. Er neutralisiert Gifte wie Schwermetalle, Hormone oder Rückstände von Medikamenten beispielsweise oder aus der Umwelt. Außerdem wird das Wasser spürbar weicher und schmeckt sehr klar. Die Wassercluster, die eigentlich recht groß sind, werden durch diese Methode kleiner, womit das Wasser eine höhere Transportfähigkeit für Vitalstoffe erhält und diese besser von der Zelle aufgenommen werden sowie Giftstoffe wesentlich effektiver und schonend ausgeschwemmt werden.

Um genau zu sehen, wie der Wasser-Harmonisierer arbeitet, hatte ich ein Labor beauftragt, entsprechende Bilder von den Wasserkristallen zu machen (nach der Methode von Masaru Emoto).

Dieses Bild zeigt einen Wasserkristall vor der Nutzung meines Systems:

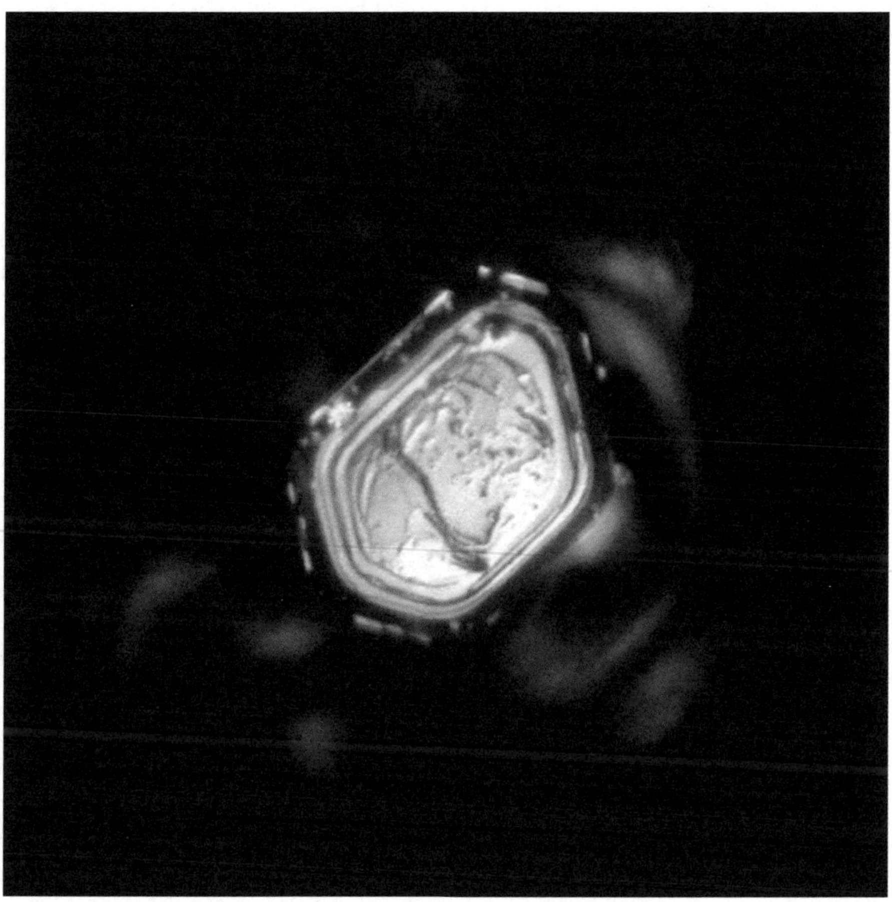

Abb. 18: Wasserkristall vor der Nutzung des *Symbio-Harmonizer Water*

Nachdem das Wasser mit Hilfe meines biophysikalischen Systems gereinigt und energetisiert wurde, zeigte sich folgendes Bild:

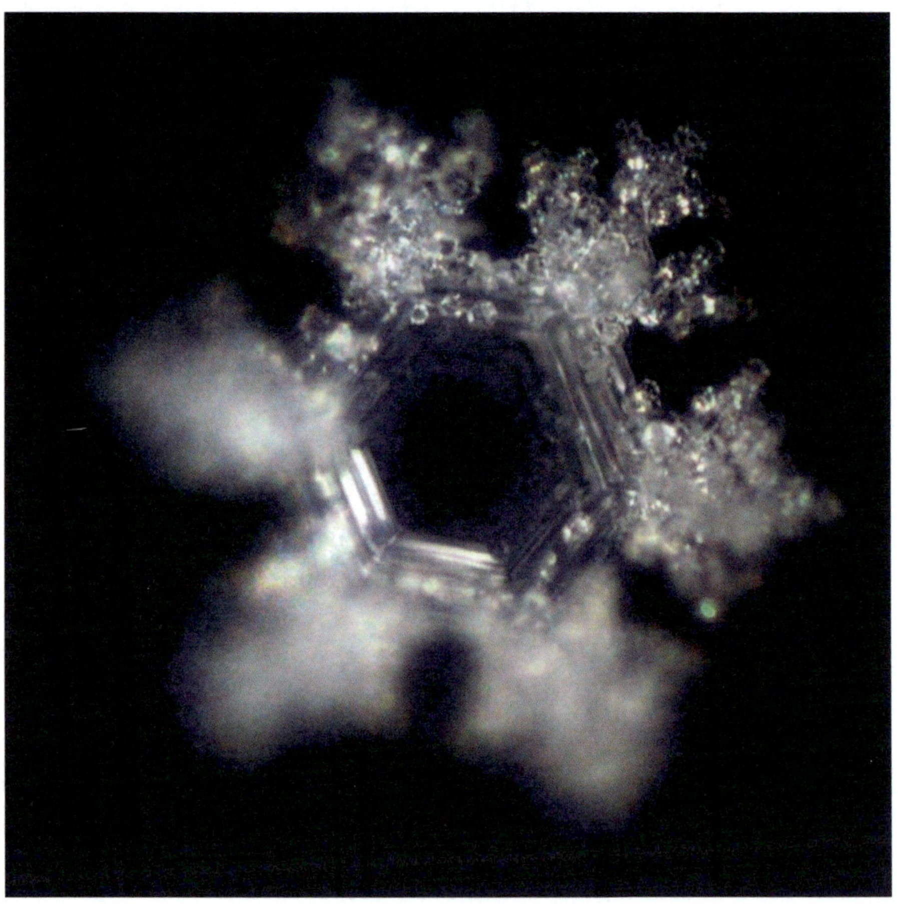

Abb. 19: Wasserkristall nach der Nutzung des *Symbio-Harmonizer Water*

Man sieht deutlich den signifikanten Unterschied des Wassers, und man kann sich vorstellen, wieviel gesünder dieses für unseren Körper so wichtige Getränk durch eine entsprechende Reinigung werden kann und welches Potential in einem gesunden, stillen Wasser steckt.

Viele Klienten, so meine Erfahrungen, gehen davon aus, dass es ein kompliziertes System sein muss, das herkömmliches Wasser so viel gesünder machen kann, und sie sind oft sehr erstaunt, wenn ich ihnen zeige, wie einfach es ist. Man braucht keine Apparatur, die man schwerlich an Hähne oder Leitungen montieren muss und deren Ausbau bei jedem Umzug Zeit in Anspruch nehmen würde. Der *Harmonizer Water* sieht aus wie ein größeres, offenes und festes Armband, das ganz einfach um die Hauptwasserleitung gelegt wird und dort sofort seine Wirkung entfaltet – ohne Einstellungen oder sonstige komplizierte Aktivierung. Er wirkt aus sich selbst heraus und das dauerhaft – um direkt eine weitere, oft gestellte Frage zu beantworten. Man muss hierbei nichts erneuern oder austauschen, wie zum Beispiel bei Filteranlagen.

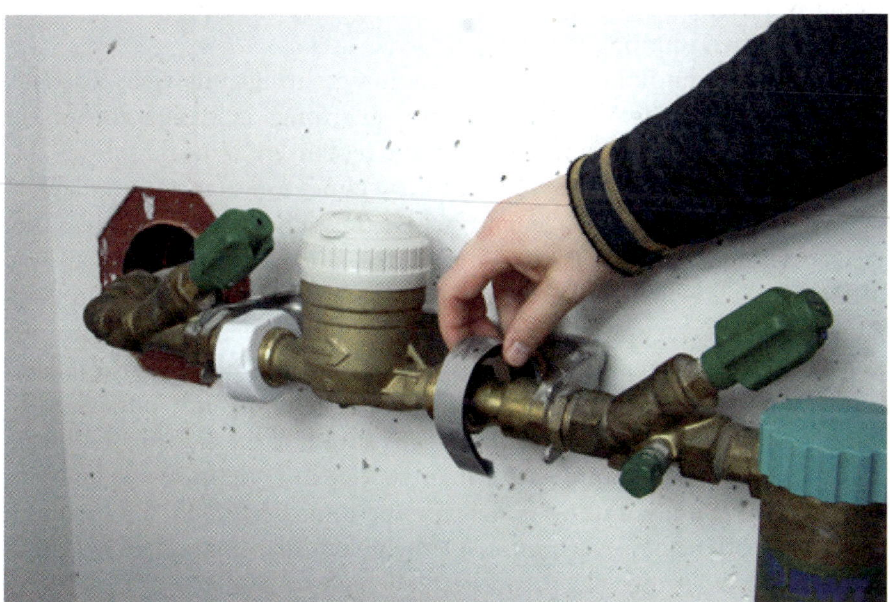

Abb. 20: Einfache Installation des Sym*bio Harmonizer Water*

Wichtig ist mir, Ihnen mit dieser Methode einmal die Einfachheit vorzustellen, wie man mit kleinem Einsatz sehr viel erreichen kann.

Bewegung und Sport

Erster Garant für einen gut funktionierenden Stoffwechsel ist ausreichende Bewegung beziehungsweise Sport. Wir verbrennen nicht nur Energie beim Sport, sondern bauen gleichzeitig Muskeln auf. Verfügen wir über mehr Muskelmasse, verbrennen wir wiederum mehr Energie – dann sogar in Ruhephasen ganz bequem vor dem Fernseher. Mehr Muskeln sorgen ebenso dafür, dass sich der Grundumsatz an Kalorien erhöht. Als Grundumsatz bezeichnet man das Minimum an Kalorien, die der Körper benötigt, um die wichtigsten Körperfunktionen am Laufen zu halten, wie zum Beispiel die Atmung, den Kreislauf und natürlich den Stoffwechsel. Ganz wichtig zu wissen ist hierbei, dass bei zu wenig Kalorienzufuhr der Körper nicht mehr optimal funktioniert, was das Abnehmen unmöglich macht.

Die hochtechnologisierte Welt heutzutage bringt uns viele Vorteile, indem sie uns einige Wege erspart, was allerdings in Bezug auf unsere Bewegung und Fitness hohe Einbußen hat. Unsere Vorfahren, die „Jäger und Sammler“, waren ständig in Bewegung, um Nahrung und Wasser zu beschaffen, wir hingegen müssen uns schon sehr bemühen, die vielgepriesenen 10.000 Schritte am Tag in den Alltag einzubauen, was oft schwerlich gelingt – dank Auto, Busse, Bahn, Rolltreppen und Aufzügen. Der Bewegungsmangel führt jedoch langfristig dazu, dass wir körperlich schwächer werden, Muskulatur abbauen und auch anfälliger für Krankheiten werden. Wenn zu wenig Bewegung mit ungesundem Essen kombiniert wird, kann dies zu massiven körperlichen Beschwerden führen. Hinzu kommt, dass man zu viel Energie in Form von Zucker und Kohlenhydraten zu sich nimmt und diese nicht mehr durch Bewegung oder Sport verbrennt. Den Zucker allerdings, den wir nicht verbrennen, lagert der Körper in Fettzellen ein.

Meine gut gemeinte Aufforderung an Sie, liebe Leser, ist nun: *„Laufen oder gehen Sie, aber bitte richtig!“* Ist es vielleicht schon eine Weile her, dass Sie Ihre Laufschuhe das letzte Mal geschnürt haben? Wenn ja, lassen Sie sich von mir jetzt motivieren, dies wieder zu tun. Lassen Sie sich nicht von mangelnder Fitness oder Übung entmutigen. Wichtig ist lediglich, dass Sie beginnen, auch wenn es erst einmal kurze Strecke sind. Sie werden sehen, mit der Zeit kommt die Fitness zurück und damit ein viel gesünderes Leben.

In der Bewegung verbrennt der Körper zuerst Kohlenhydrate beziehungsweise Zucker, um dann auf den gespeicherten Zucker in den Fettreserven zugreifen zu können. Je weniger Kohlenhydrate nun verzehrt werden, umso schneller greift der Körper auf die Fettdepots zu. Etwas fachlicher erklärt, bedeutet dies, dass die Muskeln nur Fett im Sauerstoff-Überschuss verbrennen – im aeroben Bereich. Das heißt, der Körper verbrennt Glukose mit Hilfe von Sauerstoff zu Kohlendioxid und Wasser. So wird im Ruhezustand Energie oder bei geringer körperlicher Belastung Energie erzeugt. Benötigt der Körper in kürzerer Zeit mehr Energie – bei schwerer Belastung oder beim Sprinten –, dann muss diese Energie auf dem anaeroben Weg beschafft werden. Diese Energie gewinnt er, indem er die Glukose ohne Sauerstoff (also anaerob) zu Laktat (Milchsäure) abbaut.

Diese Art der Energiegewinnung funktioniert aber nicht dauerhaft, da sich sonst Laktat in den Muskeln anhäuft und die Muskulatur übersäuert – mit schmerzhaften Muskelkrämpfen. Und noch fachlicher: Wenn sich die Milchsäure im Blut unter einem Wert von 4mmol/l befindet, sind wir im aeroben Bereich und verbrennen Fett. Steigt der Laktatwert jedoch darüber, befinden wir uns im anaeroben Bereich und das Fett kann nicht abgebaut werden. Beim Sport macht sich dies durch eine schnellere Atmung und mühsames Luftholen bemerkbar. In diesem Zustand hat man große Schwierigkeiten, sich mit einem eventuellen Laufpartner zu unterhalten.

Achten wir jedoch beim Laufen auf das richtige Tempo und den optimalen Puls, können wir den Laktatwert selbst beeinflussen beziehungsweise kontrollieren und somit mit einer bestimmten Pulsfrequenz die Fettverbrennung gewährleisten. Hierbei hilft Ihnen eine gute Pulsuhr, welche die Pulsober- und Pulsuntergrenze anzeigt.

Die Pulsgrenze kann man nicht allgemein empfehlen, da sie von Mensch zu Mensch variiert – je nach Alter, dem Fitness-Stand, der persönlichen Lebensführung und letztendlich der Tagesform. Gute Pulsuhren ermitteln ihren Ruhepuls und errechnen daraus ihre individuellen Grenzwerte.

Ich hoffe, ich konnte Sie mit diesen Ausführungen zu mehr Bewegung motivieren. Es braucht keinen Leistungssport, um gesund zu werden oder zu bleiben, aber es braucht regelmäßige, moderate Bewegung, die unseren Möglichkeiten optimal angepasst ist und sich mit der Zeit natürlich steigert. Es muss auch nicht das Laufen sein, welches Ihnen mehr Bewegung verschafft, ein schneller Spaziergang, der mehr und mehr ausgedehnt und regelmäßig ausgeführt wird, kann schon sehr hilfreich sein. Und natürlich kann man auch Bewegungsarten wählen, die einem vielleicht besser liegen als Laufen, wie Radfahren oder Schwimmen, intensive Gartenarbeit, viele Wege zu Fuß erledigen usw.

Ich persönlich empfehle meinen Klienten 2-4 Mal wöchentlich ein Ausdauertraining sowie 2 Mal wöchentlich Krafttraining zum Muskelaufbau. Wichtig zu wissen: Beabsichtigen wir mit der Bewegung Fettabbau, also eine Gewichtsreduktion, dürfen wir nach dem Training keine Kohlenhydrate essen, sondern sollten Proteine zuführen, welche der Körper zum Regenerieren benötigt. Führen wir nun eben diese Proteine nach dem Sport zu, greift der Körper auf die am leichtesten zu verwertenden Energiequellen zu – die Fettpölsterchen.

Beim Sport geht es jedoch nicht nur um die Fettverbrennung und die Ausdauer, sondern auch um Stressabbau. Zugegeben, bei vielen steigt erst einmal der Stresslevel, wenn sie hören, dass sie sich viel mehr bewegen sollten. Aber seien Sie versichert, dass nichts Stress effektiver abbaut als Sport. Denn wenn wir gestresst sind, schüttet der Körper Adrenalin aus, was in Gefahrensituationen sehr hilfreich und lebensrettend ist. In diesem Moment steigt der Blutdruck, die Herzfrequenz wird erhöht, die Atmung erleichtert, weil sich die Bronchien weiten, und aus der Leber wird Zucker freigesetzt, um ihn den Muskeln für mehr Energie schnell zur Verfügung zu stellen. Doch nicht nur das, durch die Adrenalin-Ausschüttung wird die gesamte Verteilung des Blutes im Körper geändert: Es fließt weitaus mehr Blut in die Muskulatur und die Lungen und weniger in die Verdauungsorgane. Alles im Körper ist programmiert auf Jagd oder Flucht.

Für unsere Vorfahren hieß das, dass sie vor Gefahren, wie zum Beispiel einem Säbelzahntiger, schnell reagieren und davonlaufen konnten. Heute jedoch heißt der Säbelzahntiger Chef oder nörgelnde Verwandtschaft, Lehrer, straffer Zeitplan – eben Stress. Dem allem kann man vielleicht eine Weile ausweichen, aber nicht davonlaufen. Haben wir uns so richtig geärgert oder aufgeregt, steigt auch das Adrenalin. Aber statt es in der Bewegung regelrecht zu verbrennen, zirkuliert es heute nach einer nicht abgearbeiteten Stresssituation in unseren Blutgefäßen. Es schlägt im wahrsten Sinne des Wortes Kerben und Furchen in die Gefäßinnenwände, und in diesen lagert sich in der Folge Cholesterin ab – oft der Anfang einer Arteriosklerose. Bewegung schafft auch hier Abhilfe, eine weitere Motivation nicht nur Fett, sondern auch Stresshormone durch sportliche Betätigung abzubauen.

Was außerdem Schlacken und Giftstoffe abbauen kann – und dies sehr effektiv –, ist eine richtige Atmung: Dieser Tipp bezieht sich zwar nicht so sehr auf den Sport, ist jedoch von entscheidender Bedeutung für unsere Fitness, unsere Gesundheit: Für einen gesunden Blutkreislauf mit optimaler Sauerstoff- und Nährstoffaufnahme ist ein optimaler Abtransport von Giftstoffen für die Gesundheit entscheidend. Sehr wichtig dabei ist das Atmungssystem, denn die Atmung kontrolliert auch das Lymphsystem, das unser sogenanntes Kanalsystem ist.

Jede Zelle des Körpers ist mit Lymphe umgeben, die durch die Atmung aktiviert wird. Im Gegensatz zum Blutkreislauf hat das Lymphsystem keine Pumpe, deshalb ist das richtige Atmen so entscheidend. Die meisten Menschen jedoch atmen leider falsch und zu flach. Meiner Meinung nach ist die beste Atemtechnik für die Reinigung des Organismus die folgende, am besten dreimal täglich:

Tief einatmen bis in den Bauchraum. Der Bauch sollte sich deutlich wölben, damit er gut mit Sauerstoff angereichert wird. Dann halten Sie den Atem viermal so lange an, wie sie eingeatmet haben, und anschließend atmen Sie doppelt so lange aus, wie Sie eingeatmet haben. (Zum Beispiel können Sie 4 Sekunden lang tief in den Bauch einatmen, 16 Sekunden die Luft anhalten und 8 Sekunden lang ausatmen.) Durch das lange Anhalten des Atems können viele Giftstoffe über das Lymphsystem ausgeschieden werden.
Diese Technik sollte dreimal täglich, je 10 Mal wiederholt werden. Schon nach wenigen Tagen werden Sie mehr Wohlbefinden spüren.

Bei aller sportlichen Betätigung und richtiger Atmung, die unseren Körper stärken und widerstandsfähiger machen, sollte man jedoch nicht die enorme Kraft unserer mentalen Fitness vergessen, die Kraft unserer Gedanken, welche ich Ihnen im nächsten Kapitel näherbringen möchte.

Mentale Fitness

Kennen Sie das? Ein und die gleiche Situation wird von zwei Personen völlig unterschiedlich wahrgenommen und empfunden. Für den einen ist das berühmte Glas halbvoll und für den anderen halbleer... Der eine sieht eine Chance in den Umständen, ein anderer verzweifelt.

Ein Beispiel: Man möchte sich wohnlich verändern, vielleicht eine größere Wohnung beziehen oder ein Haus kaufen. Festgelegt hat man sich auf ein ganz bestimmtes Wohngebiet oder einen Ort. Dort allerdings bekommt man auch nach monatelanger Suche kein geeignetes Objekt, allerdings gibt es woanders ein tolles Angebot, welches wohnlich und finanziell optimal passen würde. Nun denkt der Positiv-Denker, man sollte die Gelegenheit beim Schopfe packen, alte Pläne über Bord werden und dankbar sein, dass man so eine tolle Wohnung (oder Haus) gefunden hat, welche die wohnlichen und finanziellen Erwartungen übertrumpfen. Der Negativ-Denker wird enttäuscht und traurig sein, weil er einfach kein Objekt in dem Wunschgebiet findet und beachtet das gute Angebot noch nicht einmal und sucht und sucht und sucht...

Er sieht nicht wie der Positiv-Denker, dass dies eine einmalige Chance sein kann, um sich positiv zu verändern. Neue Leute kennenzulernen, vielleicht eine viel bessere Schule oder Kindergarten in der Nähe zu haben, ein ruhiges Umfeld, usw. Ihm fehlt der positive Blickwinkel zu der Angelegenheit. Auch dem Positiv-Denker wird es nicht gerade leicht fallen, die Veränderung anzunehmen, und auch er wird das eine oder andere Mal traurig sein, dass seine Wünsche nicht realisierbar waren. Doch grundsätzlich bleibt er positiv und weiß, dass es eine positive Chance ist, die er nutzen möchte. Seine Grundeinstellung bleibt also weiterhin trotz etwaiger Einbußen positiv.

Darum geht es beim Positiv-Denken. Es ist die grundsätzlich positive Einstellung zu Situationen, zu Dingen, zu Erlebnissen – auch wenn es im Leben nicht immer positiv zugeht, wie wir alle schon erfahren mussten. Die Kunst ist aber, dennoch eine allgemeine positive Haltung zu bewahren, zu wissen, dass nach schlechten Nachrichten auch wieder gute folgen, nach schlechten Tagen gute usw.

Gedanken, die wir permanent und viel denken – egal ob positiv oder negativ –, sind Impulse aus Energie, die unser Schwingungs-System komplett verändern können. Diese Impulse werden in körperliche Reaktionen umgesetzt. Und natürlich wirken sich unsere Gedanken auch auf unsere Gesundheit aus, denn Gedanken lösen Gefühle aus, und Gefühle wirken direkt auf unser Immunsystem und ebenso auf die menschlichen Selbstheilungskräfte. So stärken positive Gedanken das Immunsystem und negative schwächen es, wie zum Beispiel in einer Lebenskrise oder wenn man gestresst ist. Deshalb ist es so wichtig, in jeder Situation das Positive zu finden, denn denken wir langfristig negativ, beeinträchtigen diese negativen Empfindungen unsere seelische und körperliche Gesundheit. Dies ist sogar messbar: Wenn wir wütend sind oder uns ärgern, produziert unser Körper das Hormon Adrenalin, welches den Ausstoß von Serotonin hemmt, dem Glückshormon. Hierdurch werden die Abwehrkräfte verringert und das Immunsystem angreifbarer. Bleibt man in der Wut verhaftet, kann dies in der Folge zu zum Beispiel Magenschmerzen oder Gallenproblemen führen.

Nun sollte man seine Gefühle natürlich nicht unterdrücken, ein gesunder Umgang damit ist jedoch für unsere Gesundheit wichtig. Dies kann man mit mentalem Fitnesstraining erreichen.

„*Oh je*“, werden jetzt viele denken, „*schon wieder so etwas Anstrengendes*“, und assoziieren es mit dem leistungsorientierten Spitzensport, denn auch Sportler können mit Mentalarbeit noch mehr Leistungsvermögen aus sich „herauskitzeln“. Manchmal entscheidet sogar gutes Mentaltraining über Sieg oder Niederlage. Doch nicht nur beim Sport bringt es gewünschte Erfolge, auch im Alltagsleben ist es ungemein wichtig.

Was bedeutet nun aber gezieltes Mentaltraining im Alltag? Es geht hierbei nicht nur um eine allgemeine positive Grundhaltung, sondern um eine gezielte Arbeit, damit man ein gestecktes Ziel erreichen kann.

Hierzu gibt es entsprechende Übungen, wie Visualisierungen des bereits Erreichten:

> Dabei stellt man sich immer wieder vor, dass man sein Ziel schon erreicht hat und spürt in sich, wie es sich anfühlt, zum Beispiel die Freude über den Erfolg, das Glücksgefühl, die Dankbarkeit. Man stellt sich immer wieder den positiven Ausgang vor, das Erreichen des Ziels, den Weg dorthin, die erforderlichen Zwischenschritte, mit denen man zum Ziel kommen möchte. Der positiven Fantasie sind hier keine Grenzen gesetzt…

Wie wir sehen, betrifft mentale Fitness die geistigen Fähigkeiten wie Gedächtnis, Kreativität und Intelligenz. Das Gedächtnis bildet die Basis für unsere geistigen Aktivitäten, denn wenn wir uns erinnern, dann werden schon vorhandene Verbindungen im Gehirn aktiviert. Das heißt, je häufiger wir auf Erinnerungen oder Bekanntes zurückgreifen, desto leichter fällt uns der Zugriff auf das entsprechende, notwendige Wissen. Wiederholungen sind die Basis für ein gutes Gedächtnis.

Wir kennen das, wenn wir etwas lernen. Je öfter wir das Betreffende lesen oder hören, desto tiefer ist es in unserem Gedächtnis verankert. Leider ist dies ebenso bei Wissen, auf das wir lange nicht zugreifen: Wir können uns irgendwann nicht mehr erinnern und vergessen entsprechendes Wissen wieder.

Können wir das Erlernte schnell in unser vorhandenes Denksystem einordnen, dann sprechen wir von Intelligenz, bei dem einen mehr, bei dem anderen weniger ausgeprägt. Somit ist Intelligenz ein wesentlicher Bestandteil der mentalen Fitness. Ein Teil der Intelligenz lässt sich über einen sogenannten IQ-Test messen. Doch der für mich wesentlichere Teil der Intelligenz, die emotionale Intelligenz, kann nicht über Tests bestimmt oder gemessen werden. Emotionale Intelligenz steht für ein erfülltes Leben mit Glück, Erfolg und Zufriedenheit.

Zu der emotionalen Intelligenz gehören meiner Meinung nach die Empathie beziehungsweise das Einfühlungsvermögen, die Menschenkenntnis sowie das Wahrnehmen und Einordnen der eigenen Gefühle. Aber auch die Kreativität ist ein wichtiger Bestand für mentale Fitness, denn das Leben ist Veränderung. Deshalb sind wir permanent mit neuen Anforderungen und Problemen konfrontiert in unserem Streben nach Harmonie, Glück, Gesundheit, Erfolg und Wohlstand.

Bereits früher aufgetretene Probleme lassen sich hierbei mit bewährten Methoden schnell lösen. Kommen jedoch gänzlich neue Probleme auf uns zu, braucht es oftmals viel Kreativität für neue Lösungsansätze. Und auch hier hilft uns wieder eine grundlegende positive Einstellung zum Leben mit all seinen Höhen und Tiefen...

Für alle, die sich mehr Unterstützung für mentales Training wünschen, bietet sich die Hilfe von entsprechenden Therapeuten an, zum Beispiel für das Neuro-Linguistische Programmieren (NLP), geführte Meditationen, Entspannungstechniken, das Austesten und Anwenden von geeigneten Affirmationen usw. Hier gibt es verschiedene Wege zu einem erfolgreichen Ziel.

Nach so viel körperlicher und mentaler Fitness sollten wir aber auch genügend Ruhepausen einlegen, um Kraft zu tanken. Wie wichtig hierfür ein guter und ausreichender Schlaf ist, schauen wir uns im nächsten Kapitel an...

Gesundes Wohnen und Schlafen

Gesunder und ausreichender Schlaf ist von immenser Bedeutung für unsere Gesundheit, sodass schlechter Schlaf teilweise schwerwiegende Konsequenzen für den Körper, den Geist und die Seele haben kann. Zum Beispiel spielt gesunder Schlaf – so zeigen es Untersuchungen – eine zentrale Rolle beim Erstellen von neuen Verknüpfungen (Synapsen) im Gehirn. Der Tag wird im Schlaf verarbeitet, Erinnerungen werden geformt und gefestigt – der Körper regeneriert, indem er neue Zellen bildet und Zellschädigungen repariert. Gleichzeitig werden Stoffwechsel und Immunsystem angeregt, sogar das Gehirn entgiftet sich im Schlaf selbst, wie Wissenschaftler festgestellt haben. Sie sehen, auch wenn wir schlafen, passiert sehr viel in unserem Körper...

Nach wissenschaftlichen Studien sind die Schlafbedürfnisse eines Erwachsenen sehr unterschiedlich. Eine beständige Schlafdauer von weniger als 7 Stunden pro Nacht sollen sich jedoch schädlich auf den Körper und das Gehirn auswirken, effektiv dagegen sind zwischen 7 und 8 Stunden Schlaf. Weiter heißt es, dass Menschen, die weniger als 6 Stunden schlafen, auch tendenziell mehr Übergewicht haben, genauso allerdings auch diejenigen, die länger als 9 Stunden schlafen.

Ausführlicher nachlesen können Sie dies in dem Buch »Schlafen wie ein Murmeltier«, in dem viele Experten zu diesem Thema zu Wort kommen – einschließlich mir.

Was sind die Ursachen für Schlafstörungen?

Millionen Erwachsener leiden unter Schlafstörungen, das heißt, sie können schlecht einschlafen, durchschlafen oder ausschlafen. Die Betroffenen fühlen sich dann am nächsten Tag nicht ausgeruht, kraftlos, weniger belastbar und nicht optimal leistungsfähig. Nach Erkenntnissen der „Deutschen Gesellschaft für Schlafforschung und Schlafmedizin“ (DGSM) leiden rund 7,4 Millionen Bundesbürger an wiederkehrenden Schlafstörungen. Auch viele meiner Klienten sagen, dass sie mehr als dreimal pro Woche Probleme mit dem Einschlafen haben oder nachts aufwachen und wach liegen.

Nicht allein ein stressreicher Tag führt zu Einschlafproblemen, im Gegenteil, nach viel körperlicher und/oder geistiger Arbeit sind wir müde und können wunderbar einschlafen. Allerdings nicht, wenn wir Probleme mit ins Bett nehmen, darüber grübeln oder das berühmte Kopfkino uns nicht zur Ruhe kommen lässt. Natürlich gibt es immer wieder Situationen im Leben, die uns regelrecht um den Schlaf bringen, diese Ausnahmen können aber schnell kompensiert werden. Ist man jedoch anhaltend in einer unglücklichen oder viel zu stressigen Lebenslage, die uns nicht gut schlafen lässt, können Krankheiten entstehen.

Doch nicht nur diese eher inneren Faktoren sind für einen schlechten Schlaf verantwortlich, es gibt auch äußere Faktoren, die man in ihrer Wirkung nicht unterschätzen sollte. Hierzu zählen, neben Lärm und Lichtverhältnissen, Elektrosmog, geopathische Störfelder, Wasseradern oder andere unterirdische Störenfriede wie Verwerfungen. Das Schlafen auf einem oder manchmal sogar mehreren dieser Felder kann zu ungesundem Schlaf und chronischen Krankheiten bis hin zu Krebs führen. Wichtig ist, dass der Schlafplatz nicht auf einer solchen Stelle ist. Dies kann man durch Rutengänger (wie früher gang und gäbe) austesten lassen oder aber auch energetisch entstören, genauso wie Elektrosmog, W-Lan- oder Handystrahlung, wie im nächsten Kapitel näher beschrieben.

Insgesamt kann man auch selbst viel für einen gesunden Schlaf tun, indem man zwischen Arbeitsende und Zubettgehen genügend Zeit zum „Runterfahren“, zum Abschalten, bekommt. Abends sollte man dann auch keine nervenaufreibenden Gespräche mehr führen oder allzu emotionale und spannende Filme schauen oder Bücher lesen, deren Handlung einen mit in den Schlaf verfolgt.

Wer Probleme hat, zur Ruhe zu kommen, dem helfen verschiedene beruhigende Kräutertees, ein warmes Bad mit entspannenden Zusätzen oder angenehme Musik sowie einige Yoga-Übungen oder Autogenes Training.

Wichtig ist ebenso die Schlafumgebung wie ein abgedunkelter Raum, der gut belüftet ist und wohl temperiert. Eine angenehme Schlaftemperatur ist 18 Grad Celsius. Zum guten Schlaf gehört selbstverständlich noch eine für die individuellen Bedürfnisse gute Matratze, um Verspannungen und Schmerzen zu vermeiden.

Zwei sehr wirksame Biostoffe für besseren Schlaf

Ein wahres Wundermittel, wie ich bei vielen Klienten beobachten konnte, ist die Aminosäure **Tryptophan**, woraus der Körper den wichtigen Einschlafstoff Melatonin sowie das Glückshormon Serotonin herstellt.

Einen Mangel, der sich oft schon über meine Testverfahren zeigt, lasse ich bei meinen Klienten genauestens über das Blut untersuchen, um eine ideale Supplementation von Tryptophan als Nahrungsmittelergänzung bestimmen zu können. Tryptophan findet man jedoch auch in natürlichen Lebensmitteln wie Datteln, Feigen, Cashew-Nüssen, Erdnüssen, Kakao, Hühnerfleisch, Sojabohnen und Bananen. Oftmals verfügen diese Lebensmittel jedoch nicht mehr über die notwendige Menge an essenziellen Vitalstoffen, weshalb man bei einem Mangel diese mit Nahrungsmittelergänzungen ersetzen muss. Doch auch bei hohem Stress über längere Zeit verbraucht der Körper viel Tryptophan.

Weiterhin gibt es ein sogenanntes „Salz der inneren Ruhe“ – das **Magnesium**. Es beruhigt das Nervensystem und trägt zur Muskelentspannung bei. Je ruhiger und entspannter man ist, umso besser kann man natürlich einschlafen. Aber auch die Leistungsfähigkeit und Vitalität nimmt zu, wenn dem Körper genügend Magnesium zur Verfügung steht.

Weiterhin aktiviert Magnesium etwa 300 Enzyme, die für den menschlichen Stoffwechsel sehr wichtig sind, und stärkt das Herz und das Nervensystem. Außerdem ist es bedeutend für die Mineralisation der Knochen und die Beißfestigkeit der Zähne. Die wahrscheinlich allen bekannten Wadenkrämpfe zeigen bereits einen deutlichen Magnesiummangel an und erst, wenn der getestete Blut-Laborwert im oberen Referenzbereich ist, fühlt man die Entspanntheit und das Wohlbefinden.

Auffüllen kann man den Magnesiumspiegel mit Nahrungsergänzungsmitteln, aber auch transdermal – über die Haut – mit Magnesiumöl. Die transdermale Anwendung ist besonders geeignet für Menschen, die eine orale Magnesiumeinnahme nicht gut vertragen oder bei welchen eine Verwertungsstörung vorliegt, bei der der Körper (zumindest vorübergehend) nicht genügend Vitamine oder Mineralien über die Nahrung aufnehmen kann.

Die aufgeführten Tipps stellen Erste-Hilfe-Maßnahmen dar, die bei einer ansonsten ausgeglichenen Gesundheit sehr gut helfen. Andere körperliche Störfaktoren, wie zum Beispiel Schnarchen, Atemaussetzer oder andere belastende körperliche Beschwerden, sollten auf jeden Fall ärztlich, aber auch naturheilkundlich, abgeklärt werden. Hierzu dienen unter anderem Schlaflabors.

Sehr wichtig für einen – nicht nur! – gesunden Schlaf ist aber vor allem das Ausschalten äußerer Einflüsse, auf welche ich ausführlich im nächsten Kapitel eingehen werde.

Negative Umwelteinflüsse

„Wir sind im Begriff,
aus unserer Um-Welt
eine Un-Welt zu machen.“

(Ernst Ferstl)

Zu den negativen Umwelteinflüssen, die unseren Schlaf stören, aber auch ganz enorm unsere Gesundheit dauerhaft schädigen, gehören elektronische und geopathische Strahlen sowie Umwelt- und Wohnraumgifte. Hierzu gehören Elektrosmog, Mobilfunkstrahlung, Feinstaub-Belastung, Wohn- und Baugifte, Haushalts-Chemikalien oder belastete Nahrungsmittel. Doch es ist schwierig, die zahlreichen Beschwerden oder Krankheitsbilder diesen negativen Umwelteinflüssen zuzuordnen. Die Symptomatik ist meist vielfältig, und es kommen zahlreiche Erkrankungen hinzu, die unserer Umwelt und unserem Umfeld geschuldet sind, wie zum Beispiel die Zunahme von Nahrungsmittel-Intoleranzen, Konzentrationsprobleme, Autismus uvm.

Die Probleme und Beschwerden durch negative Umwelteinflüsse unterscheiden sich in Häufigkeit, Stärke und Vorkommen von Mensch zu Mensch stark.

Aber schauen wir uns die Umweltbelastungen mal im Einzelnen an:

1. Elektrosmog

Als Elektrosmog bezeichnet man die „Umweltverschmutzung“ durch technisch generierte Strahlung und Felder, welche von elektrischen Leitungen, Sendern, elektrisch geladenen Oberflächen, technischen Geräten und magnetischen Feldern ausgehen.

Doch wegzudenken ist heutzutage unsere längst zur Gewohnheit gewordene Technik nicht mehr: das Smartphone in der Hosentasche, WLAN für alle Lebensbereiche, schnurlose Telefone mit großer Reichweite. Noch nie in der Menschheitsgeschichte war die Strahlenbelastung – und dies rund um die Uhr – so hoch und belastend wie heute.

Es gibt jedoch auch eine natürliche elektromagnetische Strahlung, welche für den Körper gewissermaßen bekannt und gut zu verarbeiten ist. Die technisch generierte Strahlung und deren Felder sind hingegen digital, worauf der Körper mit Stress-Symptomen reagiert.

Kommen wir hierzu noch einmal zurück zu der bereits beschriebenen Zellspannung. Die Zellmembran einer jeden Zelle besteht aus Fetten und Eiweißen und grenzt die Zelle gegenüber ihrer Umwelt ab. Diese Zellmembran hat eine elektrische Zellspannung, welche bei gesunden Zellen etwa 70 mV bis 10 mV beträgt. Diese Spannung entsteht nur dann, wenn die Ladung innen und außen unterschiedlich ist. In dieser Art funktioniert auch der Stoffwechsel, das Versorgen der Zellen mit Vital- und Nährstoffen und das Entsorgen von Giftstoffen aus den Zellen.
Nun wird klar, dass elektromagnetische Felder von außen diesen fein abgestimmten Zellstoffwechsel massiv stören können, was nicht nur negative und krankmachende Folgen für die Zelle, sondern ebenso für Organe und Organsysteme haben kann. Auch der Informationsaustausch zwischen den Gehirnhälften, dem Gehirn und Nerven sowie Muskeln, jede Strömung, jeder Gedanke und jedes Gefühl, werden durch Elektrosmog massiv gestört.
Hält diese Belastung dauerhaft an, kann es zu Dauerstress für den Körper und zu chronischen Schädigungen kommen.

Deshalb klagen immer mehr Menschen über die Dauerbestrahlung durch elektromagnetische Felder. Der wahrscheinlichste Grund hierfür scheint im Kilohertz-Bereich zu liegen, wofür sich Handys, Mobilfunkmasten, Schnurlostelefone und WLAN verantwortlich zeichnen.

Menschen, die elektrosensibel sind (und dies werden immer mehr) sind zum Teil schwer in ihrer Leistungsfähigkeit und Arbeitsleistung eingeschränkt. Bei vielen Kindern führt dies schon durch Konzentrationsprobleme zu Lerndefiziten. Man kann heute noch nicht absehen, wohin diese Entwicklung einmal führen wird, wenn man ihr nicht schnellstens entgegenwirkt.

Vor einiger Zeit las ich zu diesem Thema einen bemerkenswerten Bericht von Bernd Irmfrid Budzinski, Verwaltungsrichter a.D. Erschienen ist der Bericht im *C.H. Beck Verlag* unter dem Titel »Mobilfunkschäden Ansichtssache? Höchste Zeit für Beweise statt Vermutungen«: *„Mobilfunk heute in Deutschland: Vor 10 Jahren verneinte der Bundesgerichtshof grundlegend alle Gefahren für die Gesundheit durch Mobilfunkwellen unterhalb der Grenzwerte. Zur gleichen Zeit schrieb der Mobilfunkbetreiber Swisscom in einer Patentschrift für das gleichartige W-LAN: ‚... eine Schädigung der Erbsubstanz wurde klar nachgewiesen.' Sodann stufte 2011 das Krebsforschungsinstitut der Weltgesundheitsorganisation (WHO/IARC) alle Arten von Mobilfunkwellen als ‚potenziell kanzerogen' ein.* (Anm. kanzerogen ist krebserregend!)"

Bei dem nun kommenden beziehungsweise zum Teil bereits eingeführten 5G-Standard (die 5. Generation des Mobilfunks) werden die Frequenzen nach und nach um fast 3.000% (!) ansteigen.
Weiterhin funktioniert die 5G-Technik nur über kurze Entfernungen, das heißt, es werden viele neue Antennen notwendig sein, um die Signale gut übertragen zu können, was zu Antennenerrichtungen in Abständen von etwa 10 bis 12 Häusern führen wird. Dieser Strahlung wird niemand aus dem Weg gehen können, denn nicht nur die Anzahl der 5G-Basisstationen wird erhöht werden, sondern auch die Drahtlosanschlüsse werden durch die sich immer weiter entwickelnde Technik zunehmen (Smart-TVs, WLAN-fähige Kühlschränke, Waschmaschinen, Überwachungskameras, selbstfahrende Autos und Busse usw.)
Sehr viele Wissenschaftler aus mehr als 40 Ländern haben ernsthafte Sorgen hinsichtlich der allgegenwärtigen und zunehmenden Exposition von elektromagnetischen Feldern durch elektrische und vor allem kabellose Geräte, da aktuelle wissenschaftliche Veröffentlichungen gezeigt haben, dass sich elektromagnetische Felder auf lebende Organismen negativ auswirken. Und dies alles bereits jetzt schon weit unterhalb der meisten nationalen und internationalen Grenzwerte! Zu den Auswirkungen gehören ihrer Meinung nach ein er-

höhtes Krebsrisiko, Zellstress, eine Zunahme schädlicher freier Radikaler, Genschäden, strukturelle und funktionelle Veränderungen im Fortpflanzungssystem, Lern-, Konzentrations-, und Gedächtnisdefizite, neurologische Störungen und natürlich ganz allgemeine Beeinträchtigungen des Wohlbefindens der Menschen, aber auch der Tiere und Pflanzen.[(6)]

2. Geopathische Störzonen

Geopathische Störzonen beziehungsweise Gitternetzlinien sind bestimmte Zonen auf der Erde, denen gesundheitsschädigende Wirkungen zugeschrieben werden. Am bekanntesten sind Wasseradern, Gesteinsbrüche oder Erdverwerfungen. Wodurch diese so stark strahlen, ist noch nicht vollständig geklärt, man geht jedoch davon aus, dass sich das Wasser in den Gesteinsschichten reibt und dies im Erdreich zu einem energetischen Effekt führt. Der Körper wiederum reagiert auf diese Energien mit den verschiedensten körperlichen Störungen – je nachdem, welchen körperlichen Bereich die Störzone betrifft.

Ohne das natürliche Magnetfeld hingegen wäre das Leben auf diesem Planeten überhaupt nicht möglich, da die Zellen aller Lebewesen und auch Pflanzen praktisch im Einklang mit dem Erdmagnetfeld schwingen. Belastend wirken diese Felder jedoch, wenn geopathische Felder das natürliche Magnetfeld überlagern und somit den Informationsaustausch zwischen den Zellen negativ beeinträchtigen. Dies kann zu Schlafstörungen, Reizbarkeit, unruhigen Schlaf, aber auch zu ernsten Krankheiten wie Krebs führen.

3. Feinstaub

Eine oft noch unterschätzte Gefahr für unsere Gesundheit ist der Feinstaub – in den Innenräumen! Im Freien gibt es schon sehr lange Grenzwerte, die nicht überschritten werden dürfen und natürlich die Feinstaub-Plaketten an den Fahrzeugen sowie die mittlerweile zunehmenden Fahrverbote in Innenstädten. Doch wie belasten uns Feinstäube in Innenräumen?

Staubpartikel werden nach ihrer Größe in PM eingeteilt, was für „Particulate Matter“ steht. Bei einer Größe von PM10 ist der Durchmesser somit 10 Mikrometer. Als Feinstaub werden nun alle Partikel bezeichnet, die kleiner als 10 Mikrometer sind. Die größeren Partikel können noch von den oberen Atemwegen und den Bronchien eingefangen werden. Die kleineren, sehr feinen Partikel können diese Hindernisse jedoch passieren und gelangen so über die Lungenbläschen in die Blutbahn. Werden diese in das Gewebe oder die Organe eingelagert, kann das bleibende Schäden verursachen.

Bemerkenswert finde ich die Tatsache, dass die Feinstaub-Belastungen in den Innenräumen sehr viel stärker sind als die im Freien – im Extremfall sogar um das Fünffache. Das heißt, dass wir vor dem Fernseher auf dem Sofa sehr viel mehr Feinstaub einatmen als am Rande einer vielbefahrenen Straße, was äußerst bedenklich ist.
Die US-amerikanische Umweltbehörde EPA hat den „häuslichen“ Feinstaub bereits als eine der fünf gesundheitsschädlichsten Umweltbedrohungen klassifiziert.

Die hohe Belastung in den Innenräumen gegenüber der Belastung im Freien ist darin begründet, dass draußen das Verhältnis von negativen zu positiven Ionen etwa 60:40 beträgt, welches auch für unser Raumklima von Vorteil wäre. Diese gemischt elektrisch geladene Luft benötigt der Mensch zum Gesundbleiben.
Überwiegen die positiven Ionen, wirkt es sich negativ auf die Gesundheit aus. Doch gerade die moderne Technik führt dazu, dass in den Innenräumen die positiven Ionen überwiegen, was zur Folge hat, dass sich der Staub nicht mehr schnell genug am Boden absetzen kann. Das längere Schweben in der Luft führt zum Einatmen dieser feinsten und gefährlichen Staubpartikel.

Fazit ist, dass man sich gegen Feinstaub, Elektrosmog und andere Strahlung nicht wehren kann. Man kann diese Gegebenheiten nicht einfach abschaffen, sodass man ihnen ständig völlig hilflos ausgesetzt ist. Selbst wenn man seine eigene WLAN-Verbindung unterbricht, ist man nicht vor der Strahlung des WLAN der Nachbarn geschützt. Denn ob man nun am Handy, Laptop oder Smart-TV Netzwerkverbindungen sucht, man findet nicht mehr nur seinen eigenen Anschluss, sondern teilweise mehr als fünf WLAN-Adressen der umliegenden Nachbarn. Es gibt jedoch Möglichkeiten, wie ich mich tatsächlich gegen diese Umwelteinflüsse abgrenzen beziehungsweise schützen kann, ohne den Strom und die WLAN-Verbindung abzustellen oder permanent mit Saugen und Wischen gegen den Feinstaub zu kämpfen.

Mittlerweile haben sich einige Menschen Gedanken darüber gemacht, wie man seinen Organismus effektiv vor Strahlung und Feinstaub schützen kann. Es gibt somit zahlreiche Geräte und andere Hilfsmittel (zum Beispiel Kettenanhänger oder kleine „Schutzschilde" für die Hosentasche). All diese Hilfsmittel dienen dem Zweck, negative Strahlung zu neutralisieren beziehungsweise umzuwandeln in positive Energie oder vereinfacht gesagt: für uns völlig unschädlich zu machen ohne hierbei die Feldstärke zu verändern.

Auch ich habe mir hierzu vor einigen Jahren viele Gedanken gemacht und mit meinem Team verschiedene Geräte zur Harmonisierung der Innenräume, des Autos, des Wassers und der Nahrung entwickelt. Wobei man hier besser von Hilfsmitteln spricht als von tatsächlichen Geräten. Ich möchte Ihnen nun kurz die Wirkungsweisen erläutern, damit Sie eine Vorstellung haben, wie solche Entstörungs-Hilfsmittel funktionieren. Viele der auf dem Markt befindlichen Geräte basieren auf einem ähnlichen Prinzip.
Vor vielen Jahren habe ich ein Grundgerät für Innenräume, Wohnungen, Häuser und Firmen entwickelt, welches einen Radius von etwa 500 qm abdeckt. Mit besonderen Geräten ist dies auch für noch größere Flächen möglich. Durch diese Hilfsmittel werden negative Belastungen von nieder- und hochfrequenten Feldern harmonisiert. WLAN-Belastungen, auch die von außen kommen, werden genauso harmonisiert wie geopathische Störfelder, Feinstaub- und Kunststoffbelastungen sowie Erdmagnetfeld-Verzerrungen durch Stahlbetongitter und Stahlbetonträger.

Wie bereits erwähnt, verändert sich hierbei nicht die Feldstärke der Belastungen, sondern der negative Informationsgehalt wird transformiert. Dieses Gerät steckt man ganz einfach in eine Steckdose, die nicht regelmäßig benötigt wird, oder es wird in dem Sicherungskasten nach den Eingangssicherungen angebracht. Sofort nach Aktivierung wird die Wirkung aufgebaut, was sehr viele meiner Klienten auch direkt spüren. Ich habe im Laufe der Jahre diesbezüglich viele Rückmeldungen bekommen, welche die positive und harmonisierende Wirkungsweise bestätigen. Außerdem schrieben mir sehr viele Klienten, dass zu Beginn der Nutzung viele „Wollmäuse", also größere Ansammlungen von Staubflusen, auf dem Boden lagen. Dies zeigt, dass auch der Feinstaub aus der Luft durch die Ionenwirkung gebündelt und gewissermaßen unschädlich gemacht wird, weil er auf den Boden absinkt. Der Effekt mit den vermehrten „Wollmäusen" besteht jedoch nur anfangs, bis sich der erhöhte Feinstaub gelegt hat und dank des Gerätes in dieser hohen Konzentration nicht mehr vorkommt.

Wie gesagt, es gibt viele Anbieter, deren Entwicklungen ebenso diese Wirkkraft haben und unsere Gesundheit unterstützen und erhalten. Was ich über meine Technologien sagen kann, ist, dass Frequenzen und Informationsmuster auf spezielle Trägermaterialien moduliert werden. Diese stellen dem Organismus passende Informationen zur Verfügung. Damit fördern wir die Regenationsfähigkeit der Organismen und wirken den negativen biologischen Effekten entgegen. Die pathogene (krankmachende) Information wird auf feinstofflicher Schwingungsebene vollständig harmonisiert. Wenn man die Geräte beziehungsweise Hilfsmittel aktiviert, entsteht ein bioenergetisches Feld, welches die eingeprägte Information, die Frequenzen oder Schwingungen an die Stromleitungen abgibt und somit die vorhandenen Wirkungsfelder ins Positive verändert (diese grundsätzliche Wirkungsweise wird auch zur Harmonisierung des Wassers genutzt, wie im Kapitel über „Reines Wasser" beschrieben).

Basierend auf dieser Wirkweise gibt es außerdem Geräte für Kraftfahrzeuge. Auch hier sind wir sehr hoher Strahlung ausgesetzt, und neuere Autos sind zusätzlich mit WLAN ausgestattet, damit Handy und Navi auch im Auto bequem genutzt werden können.

Um einmal zu zeigen, wie solch eine Harmonisierung aussieht, haben wir mit einem sogenannten *3D-Fieldmaster* einen Blick in die räumliche Energiesituation im Auto werfen können. Mit dieser Messung können die Belastungen durch das elektrische Feld genau analysiert werden. Die Daten werden in Volt pro Meter (V/m) angegeben, in farbigen Grafiken dargestellt und die tatsächliche physikalische Situation wird sichtbar – vor und nach der Harmonisierung mit einem Entstör-Gerät.

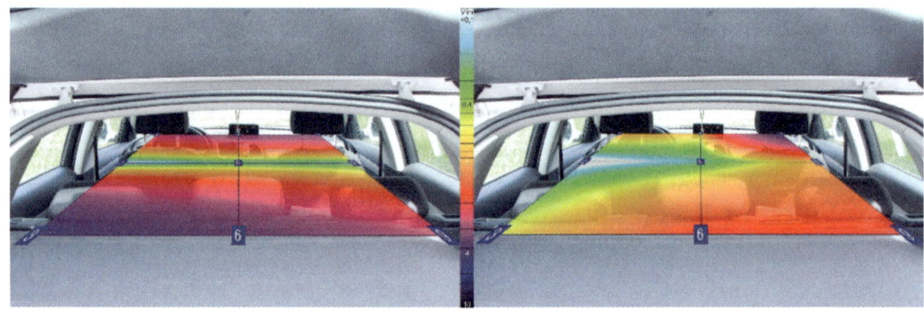

Abb. 21: Das linke Bild zeigt den Innenraum des Autos vor der Harmonisierung, und im rechten Bild sehen wir es nach der Harmonisierung. Je dunkler die Farbe, desto höher die Voltzahl und auch die Belastung. Im linken Bild sieht man in der Mitte einen Balken, der nach der Harmonisierung verschwunden ist.

Haut und Kosmetik

Im Kapitel über Entgiftung hatte ich bereits erwähnt, dass die Haut zu unseren Entgiftungsorganen gehört, welche vor allem dann den Dienst der Entgiftung übernimmt, wenn die Ausleitungsorgane wie Darm, Leber und Niere bereits überfordert sind. Auch wenn der Darm nicht gesund ist, zeigt sich dies über die Haut, zum Beispiel in Form von unreiner Haust, allergischen Reaktionen wie juckender Ausschlag bis hin zu Neurodermitis.

Wenn man sich nun bewusst macht, dass die Haut mit etwa knapp zwei Quadratmetern Fläche und (je nach Größe) drei bis zehn Kilogramm Gewicht unser größtes Körperorgan darstellt, kann man sich vorstellen, wie wichtig eine gute Pflege und Behandlung der Haut ist. Eine gesunde Haut, und hier ist nicht nur die obere, sichtbare Schicht gemeint, sondern die gesamten Schichten der Unterhaut, hat vor allem die Aufgabe, uns nach außen hin, beispielsweise vor Kälte, Hitze, Feuchtigkeit, Austrocknung, Strahlung, Stößen, Schmutz, Krankheitserregern und auch Giften zu schützen. Nicht zu vergessen sind die Sinnesreize, die man über die Haut überhaupt erst spüren kann. Hierzu gehören vor allem Kälte, Wärme, Juckreiz und Schmerz.

Nun weiß man, dass einige Substanzen, die der Körper benötigt oder ihm fehlen, wie zum Beispiel Hormone und Mineralstoffe, sehr gut über die Haut aufgenommen werden. Über diese sogenannte transdermale Zuführung ist es sogar möglich, starke Mängel auszugleichen. Dies heißt natürlich ebenso im Umkehrschluss, dass man Gifte auf dem gleichen Weg über die Haut aufnehmen kann. Schaut man nun in die Badezimmer vieler Menschen, fallen einem direkt die vielen Pflegeprodukte auf. Meist hat man mehr als eine Lotion, mehrere Parfüme, After Shaves, Deos, Duschgels, von Haarpflege- und Kosmetikprodukten mal ganz abgesehen. Und man benutzt diese Artikel täglich, manchmal sogar mehrmals...

Über die Inhaltsstoffe konventioneller Produkte weiß man jedoch, dass sie neben Pflegestoffen sehr viele chemische Substanzen beinhalten, die mitsamt der guten Pflege in unseren Körper gelangen. Dazu gehören Aluminium, Formaldehyd, Weichmacher, Parabene, Phthalate, Emulgatoren, Mineralöle und Benzophenon – um nur einige zu nennen. Natürlich wissen wir, dass diese Stoffe gesundheitsschädlich sind, und niemand würde auf die Idee kommen, diese oral zu sich zu nehmen. Dabei wird jedoch oft vergessen, dass man sie ebenso schnell und intensiv über die Haut resorbiert, mit den gleichen schädlichen Folgen.

Aus diesem Grund, und auch weil ich hierzu immer wieder eindeutige Messergebnisse erhalte, die auf ein Zuviel dieser schädlichen Stoffe hinweisen, habe ich es mir – zusammen mit meinem Team – zur Aufgabe gemacht, nicht nur hochwertige Nahrungsergänzungsmittel herzustellen und anzubieten, sondern außerdem auch hochwertige, absolut gesundheitsfördernde Pflegeprodukte. Der Clou ist, dass diese so rein sind und von so hoher biologischer Qualität, dass man sie sogar völlig unbedenklich essen könnte. Wir nennen sie *„Bio-Regenerationskosmetik mit Reparatureffekt"*, weil die Produkte nicht nur auf Naturmittelbasis entwickelt wurden, sonders sie sich selbstständig den individuellen, täglich schwankenden Bedürfnissen der Haut anpassen. Das heißt, durch die besondere Wirkstoffformel und die spezielle Zusammensetzung der Produkte, nimmt die Haut nur so viel auf, wie sie in diesem Moment benötigt – nicht mehr, aber auch nicht weniger. Hierdurch wird die Haut entlastet und die wertvollen Inhaltsstoffe können nachhaltig gespeichert werden.

Weiterhin verwenden wir nur Konzentrate, die mit Zeolith angereichert sind und somit beim Entgiften helfen. Hierdurch wird eine Überlastung der Haut von vorneherein verhindert. Da wir nur Inhaltsstoffe auf Naturmittelbasis verwenden, sind viele sogar sehr gut für den Körper und unterstützen diesen durch die transdermale Aufnahme zusätzlich.

Ich bin sehr froh, dass wir mit unseren Produkten mittlerweile die Tagespflege abdecken können. So haben wir in unserem Pflegeprogramm unter anderem eine Tages- und Nachtcreme für den gesamten

Körper, ein Duschgel, eine spezielle Creme für die Augenpartie, Zahncreme, Deo und eine Sonnencreme, die ganz ohne chemische Zusätze einen optimalen Lichtschutzfaktor für alle Hauttypen bietet.

Durch die massiven negativen Umwelteinflüsse heutzutage ist es wirklich sehr wichtig, dass man nicht nur auf gute biologische Nahrungsmittel achtet, sondern auch vermeidet, Schadstoffe in Form von Pflegemitteln über die Haut aufzunehmen. Gleiches gilt natürlich ebenso für die Aufnahme von Schadstoffen über die Kleidung. Hierzu gehören Chemiefasern, aber auch Färbe- und Bleichmittel, die bei der Stoffherstellung verwendet werden und welche man bereits deutlich am Geruch erkennen kann. Auch hier sollte man schauen, dass man vorwiegend schadstofffreie Kleidung trägt.

Nun haben Sie viel darüber erfahren, mit welchen Auslösern oder Ursachen körperliche Beschwerden zusammenhängen und wie man eigenverantwortlich etwas für seinen Körper tun kann, um ihn vital und gesund zu erhalten beziehungsweise um Beschwerden zu reduzieren oder gänzlich zu gesunden.

Abschließend möchte ich Ihnen im nächsten und letzten Kapitel ebenso die feinstoffliche, geistige und seelische Ebene nahelegen, denn auch sie trägt ursächlich viel zu körperlichen Beschwerden bei, und zum anderen sind diese Ebenen kraftvolle Helfer beim Gesundungsprozess.

Körper, Geist & Seele – die feinstoffliche Sichtweise

Man sagt, dass immer zuerst die Seele erkrankt, bevor der Körper Symptome zeigt.

In mittlerweile zahlreichen Büchern finden man hierzu viele Zusammenhänge zwischen seelischen Problemen und körperlichen Beschwerden. Sehr gut beschrieben hat dies zum Beispiel Louise L. Hay in ihrem Buch »Gesundheit für Körper und Seele«, erschienen im Heyne-Verlag. Hierin beschreibt sie sehr gut, welche körperlichen Symptome bei bestimmten seelischen Blockaden oder allein schon durch negative Glaubenssätze entstehen können. Schulterprobleme stehen bei ihr zum Beispiel sinnbildlich für das Tragen einer Last, für Überlastung. Ändert man nun seine innere Einstellung dazu und denkt mehr und mehr, dass alles, was einem widerfährt, zum Lebensplan gehört und entsprechend angenommen und bearbeitet werden kann – also wieder ins Positive umkehrt –, kann man sich von diesen Lasten befreien. Dazu gehört aber auch, sich anzuschauen, was genau die Dinge sind, die belasten und was man konkret daran ändern kann. Ist es der Arbeitsplatz, der Chef, die Kollegen, die einem Sorgen bereiten oder zu viel Last aufbürden? Ist es die Wohnsituation, die familiäre Konstellation, der/die Partner/in? Oder sagt man einfach viel zu oft Ja zu allem, obwohl man eigentlich innerlich „Nein" denkt? Es ist immer wichtig zu fragen, ob man etwas an belastenden Situationen ändern kann oder ob man keine andere Wahl hat, als sich den Gegebenheiten zu stellen – auch das hat dann einen höheren Sinn. Manchmal müssen wir „einfach" unsere Einstellungen zu diesen nicht direkt veränderbaren Situationen ändern, eine andere Sichtweise einnehmen, um vielleicht dann auch zu verstehen, welche Aufgabe man damit hat.

Ein Beispiel: Wenn ich mich an meiner Arbeitsstelle sehr unwohl fühle, diese mich bereits krank macht, weil ich ständig mit Bauchweh zur Arbeit gehe oder spätestens am Wochenende keine Kraft mehr habe, dafür aber Kopfschmerzen, muss ich mir die Situation genau anschauen. Könnte es sein, dass es wirklich das Beste wäre, die Situation zu verlassen, indem ich mir eine andere Arbeitsstelle suche? Habe ich das überhaupt schon einmal in Erwägung gezogen oder bleibe ich aus Angst vor Veränderung lieber in der krankmachenden Situation, weil ich nicht weiß, ob es woanders tatsächlich besser sein wird? Oder habe ich schon einige Hebel in Bewegung gesetzt, um dort kündigen zu können, aber ich bekomme – egal wie sehr ich mich bemühe – keine andere Arbeitsstelle? Dann wird die Aufgabe sein, das Thema aufzulösen. Man sollte in diesem Fall genau schauen, was einen konkret belastet – ohne die Schuld bei anderen zu suchen. Die anderen zeigen uns letztendlich nur unsere eigenen Blockaden, und so kann es sein, dass uns der Vorgesetzte Bauchschmerzen bereitet. Weil er dominant ist? Weil wir uns nicht wehren? Unser Selbstwertgefühl nicht auf der Höhe ist? Wir nicht zu uns stehen?

Ist der vorgesehene Weg ein anderer Arbeitsplatz, werden wir die Stelle sicherlich wechseln können. Sollte es jedoch der – von unserer Seele – vorbestimmte Plan sein, dass wir bleiben und an uns arbeiten, um die Situation zu verändern, ist dies die Aufgabe beziehungsweise der Lernprozess, der hier zu bewältigen ist.

Dazu kann man sich Hilfe holen, man kann therapeutische Hilfe in Anspruch nehmen, man kann mit zum Beispiel NLP (Neurolinguistisches Programmieren) die eigenen Denk- und Verhaltensmuster ändern oder einfach auch allein an sich selbst, seinen Gedankenmustern usw. arbeiten. Verändert man sich selbst, werden sich auch Situationen verändern. Hier spielt wieder das Energiefeld des Menschen eine Rolle. Denn jede Veränderung – sei es zum Positiven oder Negativen – ist in diesem spürbar, auch für andere. Wenn es nun wichtig ist, die Situation als Lernprozess zu sehen und an sich selbst und an seinem Selbstwertgefühl zu arbeiten, wird dies sehr bald Früchte tragen. So kann nun ein dominanter Mensch spüren, dass er mit seinen Macht-Spielen bei Ihnen nicht länger weiterkommt, weil Sie innerlich gestärkt sind, und er wird davon ablassen. Der andere ist dann aber immer noch Derselbe, immer noch dominant, und er spielt weiterhin seine Macht-Spiele mit anderen. Sie selbst jedoch fühlen sich zunehmend selbstbewusster, gehen aus der Opfer-Rolle heraus und die Schmerzen, die durch den Stress entstanden sind, können verschwinden.

Mit diesem Beispiel möchte ich verdeutlichen, dass mehrere Faktoren zur Gesundung eine Rolle spielen, die seelische Ebene, die vielleicht Verletzungen aufweist, die geistige Ebene, die sich in destruktiven Gedankenmustern verstrickt hat und natürlich die körperliche Ebene. Alles ist miteinander verbunden und wirkt miteinander, weshalb ganzheitliche Heilmethoden so wichtig sind, um Menschen tiefgreifend helfen zu können.

Natürlich ist das alles auch umgekehrt zu sehen: Hängt man in einer körperlichen Erkrankung fest, sollte man auch den Körper optimal unterstützen, damit die Seele mal wieder frei und gesund aufatmen kann.

In meiner Praxis arbeite ich mit Frequenzen und Energie-Systemen und bediene mich wirksamer feinstofflicher Methoden, jedoch möchte ich auch die geistige und seelische Ebene der Menschen berücksichtigen – wenn dies gewünscht ist. Hierzu nutze ich, weil sie mich durch Selbsterfahrung und Erprobung überzeugt haben, die *Matrix-Drops-Quintessenzen*. So wie ich regulierende Schwingungen auf einen Träger (Karte, Tropfen, Globuli) übertragen kann, werden bei den *Matrix Drops* reine, elementare Informationen auf Wasser programmiert.

Die Informationen in den Tropfen bleiben über Jahrzehnte stabil bestehen und sind in der Lage, Informationsmuster, die auf Körper- und/oder Seelenebene blockiert sind, zu reparieren und zu korrigieren. So helfen sie zum Beispiel bei der Löschung und Umwandlung von negativen Gedanken und emotionalen Blockaden und sind sogar in der Lage, auf feinstofflicher Ebene Störungen zu neutralisieren, die durch Schwermetalle ausgelöst wurden. Sie bereiten gewissermaßen den Nährboden für eine ganzheitliche Heilung…

Außerdem biete ich meinen Klienten auf Wunsch das Scannen an dem *Matrix-Drops*-Computer an. Dies ist ein Verfahren, das nach 20-jähriger Entwicklung und Forschung von Interessierten bei mir genutzt werden kann. Nach dem einminütigen Scan gibt das Ergebnis Aufschluss über seelische und geistige Blockaden sowie Therapie-Empfehlungen bezüglich den *Matrix Drops* und auch homöopathischen Mitteln. Man erfährt viel über sich selbst, unter anderem positive und negative

Eigenschaften, Ursachen psychosomatischer Probleme, selbstzerstörerische Muster und emotionale Blockaden. Es ist sehr interessant zu erfahren, welche Blockaden auf der geistigen und seelischen Ebene liegen.

Wenn man dann bereit ist, an diesen zu arbeiten oder zusätzlich mit Hilfe der *Matrix Drops* die Blockaden auflöst, geschieht nach und nach Heilung auch auf Seelenebene, was sich immer positiv auf das körperliche Befinden auswirkt.

Nachwort

Vorab möchte ich gerne erläutern, dass die beschriebenen Heilmethoden, die Geräte, die Methoden, mit denen ich arbeite, keine Werbung für meine Person, meine Produkte oder meinem Institut darstellen sollen. Mir war es jedoch ein schon langjähriger und inniger Wunsch, den Menschen bei ihrem Weg in die Gesundung zu helfen. Die größte Motivation für dieses Buch entstand deshalb aus dem Bedürfnis, vielen Menschen diese Methoden näherzubringen, zu erklären und zu zeigen, dass es so viel mehr gibt, womit wir wieder in unsere gottgewollte Kraft kommen und unser Leben voller Freude leben können.

Es war mir wichtig, dass Sie die Zusammenhänge zwischen Lebensweise, Ernährung, Giften, Strahlenbelastungen und vielem mehr erkennen und für sich entscheiden können, ob es Bereiche in ihrem Leben gibt, die einer positiven und gesünderen Änderung bedürfen – Bereiche, in denen Sie die Verantwortung für Ihre Gesundheit wieder selbst in Ihre Hände nehmen und mutig, aber auch entschlossen und hoffnungsvoll, die vorgestellten Tipps und Therapiemethoden nutzen können.

Im Anhang dieses Buches finden Sie deshalb zahlreiche Therapeuten, die meine bioenergetischen Test- und Therapieverfahren nutzen und darin ausbilden. Dennoch würde ich mich auch sehr freuen, Sie in meinem Institut oder meinen Seminaren begrüßen zu dürfen.

Ich selbst habe durch einige der beschriebenen Methoden Heilung erfahren dürfen. Meine hier gegebenen Tipps beachte ich selbstverständlich auch selbst, so habe ich bereits vor vielen Jahren meine Ernährung umgestellt, trinke reichlich gesundes Wasser guter Qualität, fülle immer wieder fehlende Vitalstoffe auf und nehme durchgehend solche, die ich meinem Körper ständig zuführen muss, um ein hohes Energielevel zu halten. Ich treibe Sport, betreibe Gedanken-Hygiene, habe seelische Blockaden bearbeitet und gehe positiv durchs Leben, erfreue mich auch an kleinen Dingen und vergesse nie, dass auch ich einmal in einer gesundheitlich schlimmen Lage war. Mit dieser Einstellung und Überzeugung nutze ich meine alternativen Methoden für meine Klienten, immer bestrebt, die optimale Therapie zu finden.

Die sichtbaren Erfolge, die deutlich gewonnene Lebensqualität sowie Lebensfreude meiner Klienten erfüllen mich immer wieder mit Dankbarkeit. Auch, dass es mittlerweile zahlreiche Therapeuten gibt, die meine Methoden anwenden und meine Erkenntnisse weitergeben.

Dies ist nun das Ende des Buches, aber bestimmt ist es noch nicht das Ende meiner Entwicklungen. Sicherlich kommen immer wieder neue Methoden, Geräte, Nahrungsergänzungsmittel, Hygiene- und Kosmetikartikel hinzu, die ich immer zuerst selbst an mir und meinen Lieben erprobe, bevor ich sie für meine Klienten nutze oder empfehle.

Ich werde weiter mit offenen Augen und weitem Herz nach neuen Möglichkeiten Ausschau halten, die unsere Gesundheit fördern, wiederherstellen und halten können.

Ihr *Jürgen Lueger*

Katja Kutza im Interview mit Jürgen Lueger

Lieber Jürgen, ich habe mich sehr gefreut, Dein Buch über Deine Behandlungsmethoden und Gesundheitstipps, aber auch Deine Heilungsgeschichte und Deinen persönlichen Weg zum Bioenergetiker mit Dir gemeinsam zu schreiben. Viele Deiner Diagnoseverfahren hätten mir damals, als ich selbst sehr krank war, schneller aus der misslichen Lage geholfen, wovon ich mich bei Dir im Institut vor Ort überzeugen konnte. Ich war verblüfft über die zahlreichen Testmöglichkeiten, die wirklich kaum eine Antwort offenlassen. Aber vor allem die Art, wie Du die Testergebnisse auswertest und besprichst, fand ich sehr ausführlich und verständlich. Damit hast Du mir persönlich gesundheitlich auch noch einmal sehr geholfen, und ich konnte mich außerdem während unserer gemeinsamen Schaffenszeit davon überzeugen, dass Du zu wirklich jedem gesundheitlichen Thema – sei es noch so ausgefallen – Antworten, Tipps und sehr viel Hintergrundwissen hast. Dennoch war es Dir ja wichtig, das Buch vor allem allgemeinverständlich zu schreiben.

Ja, das stimmt. Ich halte viele Vorträge, auch auf Ärzte-Kongressen, und dort überwiegt schon das Fachvokabular. Es war mir aber tatsächlich sehr wichtig, gut verständlich über die Diagnose- und Behandlungsmethoden zu schreiben, welche mir zur Verfügung stehen und ich teilweise selbst zusammen mit einem Team aus Technikern entwickelt habe.

Und das sind ja einige... Gibt es für Dich bei Menschen, die zu Dir kommen und schon lange unter diversen Beschwerden leiden, bestimmte Messwerte, die erst einmal am wichtigsten für Dich sind, woraus Du schon viel ablesen kannst?

Allen Testungen und Maßnahmen voran steht ja immer die Anamnese. Hier höre ich sehr aufmerksam zu, versuche auch zwischen den Zeilen zu lesen. Man kann dabei mit gezielten Fragen schon sehr

viel herausfinden über Schlafverhalten, Elektrosmogbelastung, Ernährung usw. Wichtig sind mir jedoch immer die Blut-Laborwerte, dazu gehören vor allem der Entzündungsmarker und die 47 essenziellen Vitalstoffe. Außerdem sollte der sogenannte Rantes-Wert bestimmt werden, welcher speziell über Entzündungen im Mund-Kiefer-Bereich Aufschluss gibt.
Sind bei dem Erstgespräch noch nicht alle erforderlichen Blutwerte bestimmt, kann man auch direkt mit biophysikalischen Messungen beginnen und die Blutwerte im Nachhinein bestimmen lassen. Habe ich alle diese Werte zusammen, weiß ich schon, in welche Richtung die Behandlung gehen wird. Hier entscheidet sich auch, ob eventuell mehr Messungen oder andere Diagnoseverfahren notwendig sind. Außerdem sehe ich jetzt, ob der Klient noch andere Befunde oder Therapien benötigt, wie zum Beispiel von einem Zahnarzt, Hormonspezialisten oder anderen Fachärzten.
Aber um in etwa schon zu wissen, worauf die Diagnose hinausläuft, brauche ich in etwa 30 Minuten, der Rest ist „Feintuning" – was natürlich auch sehr wichtig ist.

Und wichtig ist ja eben, vor allem die Ursache der Beschwerden herauszufinden. Wie sind da Deine Möglichkeiten bei neurologischen Erkrankungen, wie z.B. Multipler Sklerose, Parkinson, Alzheimer, Restless Legs usw.? Kannst Du mit Deinen Methoden hier auch ursächlich behandeln?

Grundsätzlich sind alle Krankheiten behandelbar. Aber gerade bei neurologischen Beschwerden ist es immer abhängig vom Stadium der Erkrankung. Je nachdem, wie weit die Krankheit fortgeschritten ist, lässt sich leider nicht mehr alles regenerieren, aber man kann den weiteren Verlauf positiv beeinflussen.
Wenn ich jetzt mal die Krankheit „Restless Legs", die unruhigen Beine, als Beispiel nehme, liegt dieser sehr oft eine Elektrosmog- und Schlafplatzbelastung zugrunde und ganz häufig ein sehr starker Vitamin-B12-Mangel. Die Belastungen durch Störfelder und Elekt-

rosmog zu harmonisieren sowie ein Ausgleich der Mängel an Vitalstoffen kann hier schon sehr schnell zu einer grundlegenden Verbesserung, wenn nicht sogar zu einer vollständigen Heilung, führen.
Bei allen neurologischen Erkrankungen bitte ich meine Klienten immer um eine umfassende schulmedizinische Befundung. Dann schauen wir mit Hilfe der Diagnosen und anhand unserer Testungen und der fehlenden Vitalstoffe, welche individuelle Behandlung notwendig ist.
Aber ich möchte hier auch noch ganz klar darauf hinweisen, dass die meisten neurologischen Erkrankungen aufgrund einer starken Schwermetallbelastung entstehen.
Zusätzlich zu unseren Testmethoden mittels Geräten, wird hier noch ein spezieller Urintest durchgeführt, um ganz genaue Werte der Schwermetall-Belastung zu bestimmen, welche natürlich auch in das Behandlungs-Konzept einfließen und Einfluss auf zum Beispiel die Einnahmeempfehlung von Nahrungsergänzungsmitteln haben.

Zum Thema Allergien habe ich noch eine Frage…

Nur zu…

Du kannst eine Allergie ja gewissermaßen komplett löschen. Wenn demnach zum Beispiel eine Klientin kommt, die auf einen Apfel allergisch reagiert, kann sie ja nach der Therapie mit dem *Symbio Harmonizer M.E.D.* – meist bereits schon nach 30 Minuten – völlig beschwerdefrei einen Apfel essen. Funktioniert das bei allen Allergien, auch bei Heuschnupfen zum Beispiel? Und kann man damit auch Nahrungsmittelunverträglichkeiten löschen?

Hier kann man natürlich nicht pauschalieren, aber in 70-80% der Fälle kann man nach 30 Minuten Behandlung das essen, was vorher eine negative Reaktion auslöste.
Man kann es umgangssprachlich oder physikalisch als ein Löschen bezeichnen, wir machen hier aber fachmännisch ausgedrückt eine

180° Phasenverschiebung und lernen den Körper an, dieses Nahrungsmittel wieder zu tolerieren. Phasenverschiebung – dies vielleicht noch zur Erklärung – heißt, dass etwas im Schwingungsverhalten der Zellen verschoben wird. Der Erfolg der Behandlung ist jedoch auch von anderen Parametern abhängig. Zum Beispiel von dem Diaminoxidase-Wert (DAO), welcher anzeigt, ob Histamin, welches bei Allergien oder Unverträglichkeiten ausgeschüttet wird, vom Körper auch wieder abgebaut werden kann oder nicht beziehungsweise in welchen Maßen.
Wichtig ist bei Allergien und Unverträglichkeiten auch die Beschaffenheit der Darmschleimhaut. Hier sollte man schauen, ob man diese durch Probiotika, also gute Darmbakterien, aufbauen sollte. Aber auch – oft kleinste – Entzündungswerte im Darm sollten ursächlich behandelt werden.
Was wir in diesem Zusammenhang allerdings nicht behandeln, sind Unverträglichkeiten gegen Kuhmilch. Diese ist von Natur aus für das Kälbchen bestimmt, nicht für uns Menschen. Ich kann nur empfehlen, diese zu meiden, auch Produkte, die daraus hergestellt werden. Oftmals bildet Milch die Basis-Unverträglichkeit für weitere Intoleranzen. Genauso verhält es sich auch mit Weizen. Hier empfehle ich ebenso, ihn komplett zu meiden beziehungsweise nur in Ausnahmefällen zu essen. Du schreibst ja auch in Deinem Buch »Giftdeponie Mensch«, dass Weizen mittlerweile viel mehr Gluten enthält als früher, bevor man herausfand, dass Gluten eine natürliche Schädlingsabwehr des Weizens ist. Seitdem züchtet man Weizen, der mittlerweile 50 Mal so viel Gluten enthält wie früher. Da versteht man, warum es diese massiven Probleme mit Glutenunverträglichkeiten früher bei weitem nicht so ausgeprägt gab.
Was ich damit verdeutlichen möchte, ist, dass man Nahrungsmittel, die sowieso schlecht für den Körper sind, nicht durch eine Behandlung ins Gute umwandeln kann, sondern dass man sie tatsächlich meiden sollte. Hiermit erreicht man, dass das Immunsystem an sich schon besser aufgestellt ist. Oft verschwinden auch andere Intoleranzen oder Allergien, wenn man die Hauptauslöser wie eben zum

Beispiel Milch ganz weglässt. Weiterhin sollten bei Allergien Giftstoffe ausgeleitet und Zahnherde saniert werden, um Fehlleitungen des Immunsystems zu meiden. Das ist die Basis und die Grundvoraussetzung für ein intaktes Immunsystem. Bestehen dann noch „echte" Allergien auf einzelne Nahrungsmittel, können wir dem Körper mit unserer Methode eben auch wieder beibringen, diese zu tolerieren.

Jürgen, in einem Kapitel haben wir bereits die Themen Viren, Parasiten und Pilze aufgearbeitet und Deine Sichtweise beziehungsweise langjährige Erfahrung dazu. Was die Leser aber sicherlich noch sehr interessieren würde, ist die Frage, was man bei chronischen Verläufen bewirken kann.
Angeheizt durch die Medien haben doch viele Menschen Angst vor den Langzeitschäden einer Covid-19-Erkrankung. Wobei es natürlich auch Menschen gibt, die nach einer „normalen" Grippe lange Zeit brauchten, um wieder auf die Beine zu kommen und sogar Schäden zum Beispiel am Herzen hatten. Wie kannst Du Menschen helfen, die mit Spätfolgen oder chronischen Beschwerden nach einer Virusinfektion zu Dir kommen?

Erstmal ganz grundsätzlich: Ja, Corona gibt es. Aber generell können diese post-viralen Beschwerden nach jedem Infekt entstehen, so zum Beispiel auch nach einer Grippe-Erkrankung, dem Epstein-Barr-Virus – besser bekannt als Pfeiffersches Drüsenfieber –, Herpes usw. Sehr viele Menschen tragen zum Beispiel das Epstein-Barr-Virus in sich, oft ohne es zu wissen. Hier können jedoch folgenschwere Erkrankungen entstehen, wie z.B. ein ständig vorhandenes Krankheitsgefühl, häufige Infekte unklarer Ursache, eine Entzündung der Schilddrüse, Störungen der Nebennieren, Leberschäden, usw.
In jedem Fall ist es entscheidend und steht an erster Stelle der Aufbau des Immunsystems mit essenziellen Vitalstoffen. Allen voran steht hier die hochdosierte Zuführung von Vitamin C, D und Zink.

Nochmals zu den Langzeitschäden speziell durch Corona, die es ja tatsächlich bei manchen Betroffenen gibt, welche vor allem noch Monate später an Atemnot bei Belastung oder allgemeiner Schwäche, ja sogar über neurologische Beschwerden berichten. Würde hier ein Hypoxie-Training helfen?

Ja, auf jeden Fall. In der Regel haben wir hiermit sogar so große Erfolge, dass die Leute schon nach 3-4 Behandlungen einen großen Unterschied in ihrer Leistungsfähigkeit spüren. Auch wenn man es eigentlich so direkt nicht sagen darf, wirkt diese Methode tatsächlich fasst wie ein Wunder. Mein Team und ich waren wirklich verblüfft, wieviel Positives hier bewirkt wird – nicht nur bei Atemwegsbeschwerden.

So nutzt Du ja zahlreiche technische Geräte, um die Ursachen von Erkrankungen und die daraus folgenden optimalen, individuellen Behandlungsmethoden herauszufinden. Einige Geräte hast Du selbst entwickelt, nutzt aber auch viele Geräte anderer Hersteller. Wie findest Du für Dich heraus, ob ein neues Verfahren, das vielleicht neu auf dem Markt ist, für Dein Institut in Frage kommt?

Das erzähle ich am besten am Beispiel von dem *Carbozon*©-Gerät. Grundsätzlich ist es so, dass ich mich natürlich mit den Möglichkeiten und dem Nutzen der Geräte beschäftige und sie an mir und meinen Lieben im Umfeld sehr ausgiebig teste. Außerdem bin ich mit Kollegen in Kontakt, die Empfehlungen abgeben oder ihren Erfahrungsschatz mit einer Behandlungsmethode teilen. Hier fällt dann schon recht schnell die Entscheidung...
Allerdings benötigt man bei einigen Geräten eine Schulung für den Umgang damit. Bei dem *Carbozon*©-Gerät war es so, dass ich von sehr interessanten und vor allem erfolgreichen Behandlungsmethoden eines Kollegen erfahren habe. Ich nahm mit ihm Kontakt auf und er lud mich ein, in seiner Praxis zu hospitieren, um mir einen direkten Überblick verschaffen zu können. Hierbei lernte ich unter

anderem das *Carbozon*©-Gerät kennen, den Umgang damit und die positiven Effekte, welche ich während meiner Anwesenheit dort hautnah miterlebte, da ich ja auch mit seinen Klienten sprechen durfte. Wir hatten während dieser Tage einen wirklich sehr regen Informations- und Erfahrungsaustausch, was sehr schön war und mir großen Spaß machte, sodass die Entscheidung, diese „Entgiftungssauna“ auch meinen Klienten anzubieten, sehr schnell fiel.
In dieser Art entscheide ich mich immer für oder gegen ein Gerät. Ich überzeuge mich zunächst einmal selbst von der Wirkungsweise, bevor ich es meinen Klienten anbiete. Ähnlich war es auch mit meinen Kosmetik-Produkten. Ich persönlich überzeugte mich erst einmal selbst, dass man sie tatsächlich, ohne Schaden zu nehmen, essen kann. □
Ach ja, und ich strecke immer meine Fühler aus und bin sehr aufmerksam, was neue Verfahren angeht. Ein Hauptinteresse von mir gehört der (Weiter-)Entwicklung technischer Geräte, Heilverfahren oder auch Zusammensetzungen von Nahrungsergänzungsmitteln. Hier werde ich nicht müde, möglichst auf dem neuesten Stand zu sein.

Abschließend noch eine Frage zu der aktuellen Lage... Haben sich die Beschwerden oder die Fragestellungen Deiner Klienten verändert? Damit meine ich nicht so sehr die Angst vor Corona oder die eventuellen Langzeitschäden, sondern vielmehr die Reaktionen auf die Umstände, die Lockdowns, das Eingesperrt-Sein, die Sorgen um die Finanzen, die Impfproblematik. Kannst Du hier Probleme erkennen, die verstärkt auftreten und auch die körperliche Gesundheit beeinflussen?

Ja, wir alle merken zurzeit, wie schnell sich etwas in der Welt ändern kann und wie sehr plötzlich alle davon betroffen sind und mit heftigen Änderungen ihrer eigentlichen Lebensweise klar kommen müssen. Hier merkt man schon, dass der Stresspegel bei vielen Klienten um ein Vielfaches höher ist. Es fehlt dann der Ausgleich, die Synergie zwischen Sympathikus und Parasympathikus, die man über eine Herzratenvariabilitätsmessung testen kann. Hier fehlt der natürliche Ausgleich. Dies können wir tatsächlich bei vielen unserer Klienten messen.

Hier kann man nicht mehr nur die körperlichen Beschwerden ausgleichen, wie z.B. Vitalstoffmängel, sondern man muss eben auch auf das Stressgeschehen eingehen, wozu wir diese Herzratenvariabilitätsuntersuchung nutzen. Anhand der Messergebnisse lassen wir die Klienten eine ganz bestimmte Taktatmung durchführen, wodurch im Körper in Ruhelage ein Ausgleich stattfindet. Das heißt, der Klient ist auch anschließend aufgefordert, außer „Pillen zu schlucken", selbst etwas zur Stressbewältigung beizutragen. Mit dieser Methode bewirkt man, dass durch eine Stressbelastung kein struktureller körperlicher Schaden entsteht und die Regulation wieder funktionieren kann.

Außerdem, wenn andere Beschwerden noch dazukommen, wie Ängste oder Depressionen, die ja sehr wohl durch die aktuelle Situation hervorgerufen werden können, arbeite ich auf Wunsch auch mit den *Matrix Drops*. Dieses spezielle Matrix-Verfahren hilft hier sehr, wie wir tagtäglich sehen können und was uns sehr freut. Dies geschieht jedoch nur mit großem Erfolg, wenn sich der Klient wirklich darauf einlässt und auch die erforderlichen Schritte selbst mitgeht. Hier kommt es natürlich erst einmal auf das Bewusstsein des Klienten an und seine Offenheit gegenüber dieser Methode. Für viele sind solche geistigen Themen eher Hokuspokus, mit welchen sie (noch) nichts anfangen können. Ich bin jedoch der Meinung, dass man für eine grundlegende ganzheitliche Gesundheit auch immer die geistigen Aspekte miteinbeziehen sollte.

Dieser Matrix-Computer ist schon in seiner Anwendung und Auswertung sehr intelligent, weil er viele Millionen Messdaten über ein Herzmagnetfeld abarbeitet. Hierdurch kann man quasi wie mit einem Spiegel tief in sein Unterbewusstsein schauen. Lässt sich jemand auf diese Methode ein und man schaut sich die Messergebnisse an, sind viele Patienten sehr verwundert, wie genau alles auf sie zutrifft. Hier kann man dann mit Bewusstseinshygiene und den Matrix Drops große Erfolge erzielen. Das zeigt uns unsere tägliche Erfahrung mit dieser Methode. Gefordert ist, wie bereits erwähnt, die Mitarbeit des Klienten, um eine positive Veränderung zu erzielen.

Das sind natürlich tolle Hilfsmittel, die Du anbietest und damit nicht nur den körperlichen Prozessen, sondern auch den geistig-seelischen gerecht wirst.
Möchtest Du den Lesern abschließend noch etwas mit auf den Weg geben?

Ich kann nur empfehlen, die eigene Gesundheit auch selbst in die Hand zu nehmen. Man sollte offen sein für alternative Heilmethoden, diese aber auch skeptisch für sich prüfen. Hier sollte man nach Gefühl gehen und diesem auch vertrauen, wenn man sich darauf einlässt.
Hinter einer guten Gesundheit steht aber auch immer eine gesunde Lebensweise mit guter Ernährung, regelmäßiger Bewegung und auch einem ausgeglichenen Geist, wozu zum Beispiel auch die Gedankenhygiene gehört. Eben so, wie ich es in diesem Buch beschrieben habe. So können wir selbst sehr viel zu unserer Gesundheit beitragen.
Wichtig hierbei ist aber auch, dass man auch mal über die Stränge schlägt, einfach auch mal isst, was vielleicht nicht auf der gesunden Liste steht, auch mal faul ist, die Seele baumeln lässt und das Leben in all seinen Facetten genießt. Auch diese Auszeiten vom strengen gesunden Leben braucht die Seele, unser Geist und genauso unser Verstand.

Bleiben Sie gesund!

Wenn Du das *Warum* kennst,
kommt das *Wie* ganz von alleine.

Therapeutenliste

Deutschland

Georg Weimer
Groten Hoff 6
D-22359 Hamburg
+49 (0) 151 67650847
info@praxis-gewei.com
www.praxis-gewei.com

Henrike Forth
Ärztin für Frauenheilkunde & Akupunktur
Chinesische Medizin, Quantenmedizin
Rosenhagenstraße 2
D-22607 Hamburg
+49 / 40 / 730 546-37
forth@praxis-rosenhagen.de
www.praxis-rosenhagen.de

Lindemann Humanenergetik
Klaus Lindemann
Brünerstr. 8
D-46240 Bottrop
+49 171 3888836
+49 2041 93969
info@lindemann-humanenergetik.de
www.lindemann-humanenergetik.de

Traut Sabrina und Nina
Health Coaching Traut
Rabenstraße 17a,
D-82223 Eichenau
+49 (0)8141/386311
healthcoachingtraut@gmail.com
healthcoaching-traut.com

Naturheilpraxis
Margit Hoffmann
Nordendstr. 27
D-82256 Fürstenfeldbruck
+49 8141- 2222268
www.naturheilpraxis-m-hoffmann.de

einfach Xund
Monika Werlin
Praxis für Humanenergetik
Tinnertinger Str. 22
D-83278 Traunstein
xund@gmx.de
+49 160-2629 326
+49 861-1662 6230

Humanenergetik – Annette Kujawa
Wolfschlucht 12a
D-85567 Grafing bei München
Telefon +49 173 657 42 82
annette.kujawa@harmonized.de
www.harmonized.de

ROLFING- und Naturheilpraxis
Thomas J. Beulich
Ekherstr. 3
D-86316 Friedberg
+49-821-58979785
+49-821-58979786
dialog@naturheilpraxis-beulich.de
www.naturheilpraxis-beulich.de

Österreich

Humanenergetiker - Praxis Sandra Leitner
Anton-Sattler-Gasse 97/9
A-1220 Wien
Mobil +43 (650) 2633310
sandra.leitner@me.com
www.sandra-leitner.com

Gesundheit Sallaberger Bioenergetik GmbH
Astrid und Peter Sallaberger
Bodenlehenstraße 13
A-5500 Bischofshofen
+436462/2416
anfrage@gesundheit-sallaberger.at
www.gesundheit-sallaberger.at

Humanenergetik Andreas Kindler
Sonnrainweg 6
A-5550 Radstadt
+43 664 89 74 014
info@humanenergetik-kindler.at
www.humanenergetik-kindler.at

Bioenergetic Weinberger
Am Wieshof 2
A-4631 Krenglbach
+43 699 1053 5995
bioenergetic.weinberger@gmx.at
www.quantinger.at

impuls.GESUNDHEIT
Mag.$_{(FH)}$ Michael Wimmer
Moos 91b
A-5431 Kuchl
+43664/2100905
info@impuls-gesundheit.at
www.impuls-gesundheit.at

Liechtenstein

Project Mania AG – Ulrike Rohrer
Bahnhofstr. 16
FL-9494 Schaan
+423 2390076
+43 664 320 44 24
u.rohrer@tennismania.biz

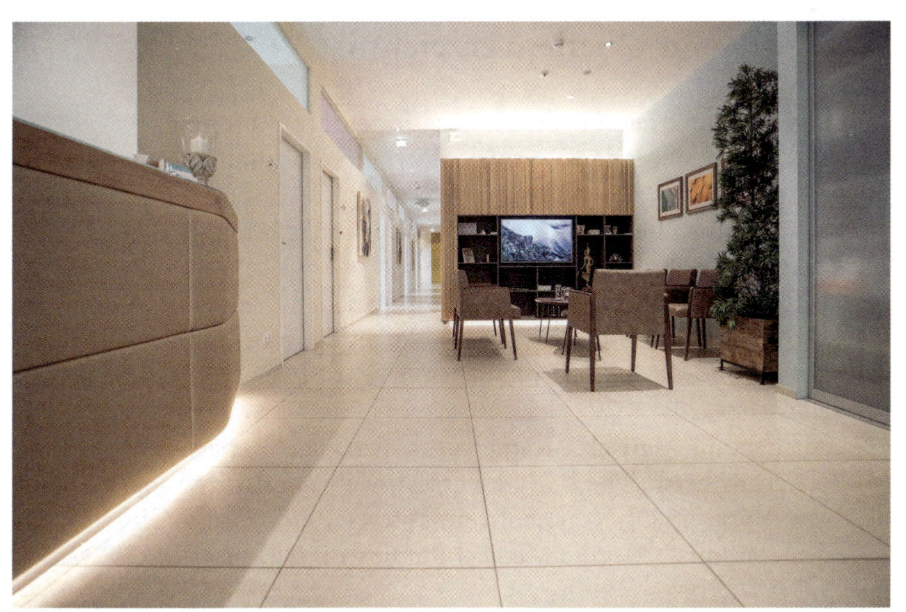

Bioenergetic Jürgen Lueger GmbH

Otto Holzbauer Straße 1-3

5020 Salzburg

Telefon: +43 662 62 58 00

Fax.: +43 662 62 58 00

E-Mail: office@j-lueger.com

www.j-lueger.com

Literatur- und Quellenverzeichnis

(1) www.nullpunktenergie.de/informationen/biophotonen/
(2) www.naturheilkunde.de/naturheilverfahren/ab-und-ausleitende-verfahren.html
(3) www.baltimed.de/entgiftungsverfahren/index.htm #3088229ec20f4950d
(4) „Giftdeponie Mensch“, Katja Kutza, Amadeus Verlag
(5) Quelle für Text und Bilder: https://creatinghealth.de/mitovit/
(6) www.diagnose-funk.org/publikationen/artikel/detail&newsid=1220
(7) „Giftdeponie Mensch“, Katja Kutza, Amadeus Verlag
(8) Becker, Robert: „The Body Electric“, William Morrow and Co. Inc., New York, 1983, Nordenstrom, Björn: „Biologically Closed Electrical Circuits“, Nordic Medical Publications, Uppsala, 1983

Bildquellen

(1) https://symbio-harmonizer.com/
(2) https://de.123rf.com/photo_58762048_silhouette-des-menschen-meditierend-mit-energiestrahlen-um-ihn-herum.html?vti=mmabn8wod63by7o7n3-1-1
(3) Bioenergetic Jürgen Lueger GmbH
(4) Symbio Harmonizer GmbH
(5) www.cyberscan.eu
(6) Bioenergetic Jürgen Lueger GmbH
(7) Bioenergetic Jürgen Lueger GmbH
(8) Bioenergetic Jürgen Lueger GmbH
(9) Bioenergetic Jürgen Lueger GmbH
(10) Bioenergetic Jürgen Lueger GmbH
(11) Bioenergetic Jürgen Lueger GmbH
(12) Aufnahme von Medtec, Wien, Ralf Höller, www.vitatec.com/de
(13) Aufnahme von Medtec, Wien, Ralf Höller, www.vitatec.com/de
(14) Commit GmbH, https://creatinghealth.de/mitovit/
(15) Commit GmbH, https://creatinghealth.de/mitovit/
(16) https://dr-pathirana.de/das-zahnschema-wegweiser-fuer-den-zahnarzt/
(17) www.spektrum.de/lexikon/biologie/wirbelsaeule/70874
(18) www.wasserkristall.ch
(19) www.wasserkristall.ch
(20) Bioenergetic Jürgen Lueger GmbH
(21) Symbio Harmonizer GmbH

Foto aus der Praxis: www.bazzoka-creative.com
Beide Fotos von Jürgen Lueger: www.bazzoka-creative.com

ISS RICHTIG ODER STIRB!

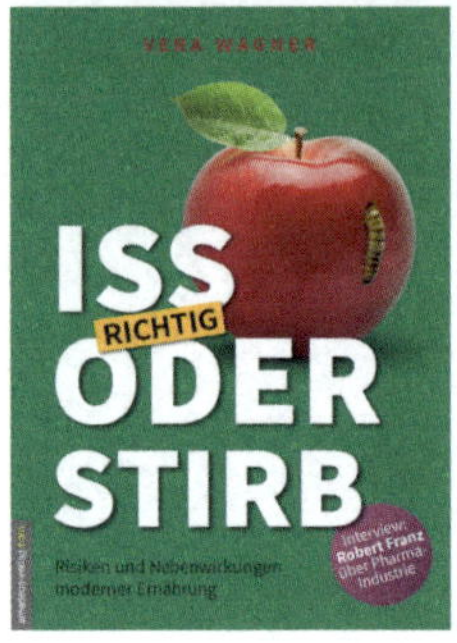

Vera Wagner

Von der Wiege bis zum Pflegebett, von der Babymilch bis zum Menü im Heim: Big Food konditioniert unseren Geschmack. Macht uns krank mit Zucker, Salz und Fett. Vergiftet uns mit toxischen Zusätzen und in High-Tech-Laboren zusammengebrauten Aromen. Und bringt damit viele Menschen ins Grab. Die Nahrung ist für die meisten Todesopfer weltweit verantwortlich, sagt die WHO – und kollaboriert hinter den Kulissen mit den Food-Konzernen. Diejenigen, die Ernährung kontrollieren müssten, haben die Kontrolle abgegeben. Früher wäre es strafbar gewesen, Erdbeergeschmack aus Sägespänen herzustellen. Heute ist es legal.
Die Zeit des Umbruchs ist gekommen, auch beim Thema Ernährung. Ernährungswissenschaftler fordern: Der Grad der industriellen Verarbeitung sollte auf Produkten angegeben werden. Doch wie lange wird es dauern, bis das umgesetzt ist? **Sie haben nur eine Chance: Sie müssen die Sache selbst in die Hand nehmen!**

ISBN 978-3-938656-57-3 • 24,00 Euro

GIFTDEPONIE MENSCH

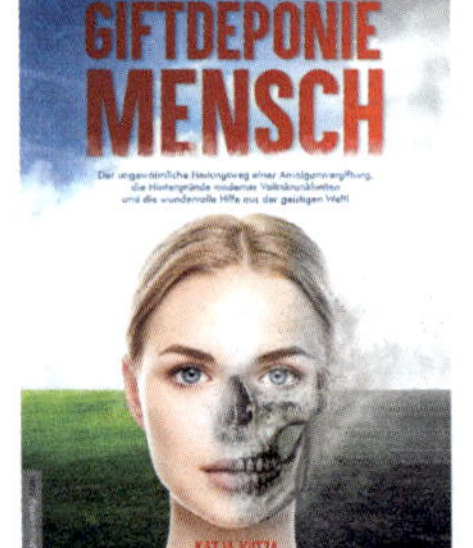

Katja Kutza

Der ungewöhnliche Heilungsweg einer Amalgamvergiftung...

„Sie sind austherapiert. Wir können keine körperlichen Erkrankungen bei Ihnen feststellen und vermuten eine psychische Störung." Das waren die Worte, mit denen Katja Kutza aus den meisten schulmedizinischen Praxen entlassen wurde. Am Ende eines langen Leidensweges stand die Autorin mit einem nicht mehr funktionieren wollenden Körper und allein gelassen von Ärzten vor den Trümmern ihres einst glücklichen Lebens. Völlig verzweifelt an diesem Punkt angekommen, bekam ihr Leben endlich eine glückliche Wende. Nicht nur ihre Grunderkrankung – eine Amalgamvergiftung – wurde aufgedeckt, auch spirituelle, geistige und energetische Heilsysteme ebneten ihr den Heilungsweg. Auf diesem Weg zurück in ihr Leben machte sie zahlreiche wichtige Erfahrungen, die sie immer zuerst zu hundert Prozent am eigenen Leib spürte und erfuhr, um dann einen optimalen Genesungs- bzw. Lösungsweg zu erfahren. Ihr daraus entstandenes Wissen, ihre spannende Lebensgeschichte und ihre Erfahrungen auf körperlicher, geistiger und seelischer Ebene gibt sie in ihrem Buch völlig authentisch und ehrlich weiter, bietet Hilfe zur Selbsthilfe und macht Mut, niemals aufzugeben und offen zu sein, ungewöhnliche Wege zu gehen.

ISBN 978-3-938656-47-1 • 21,00 Euro

HÄNDE WEG VON DIESEM BUCH!

Schon 200.000 mal verkauft in Deutschland!

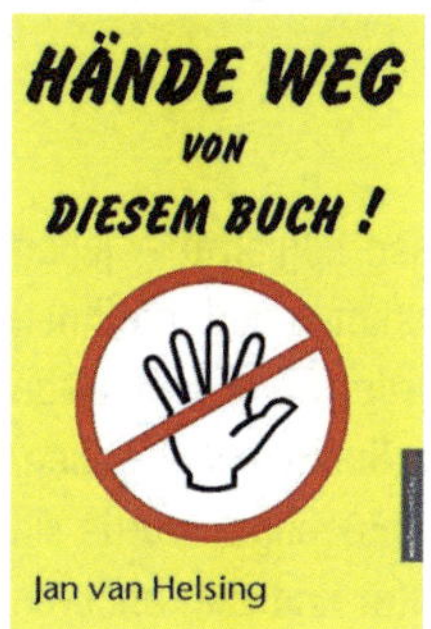

Jan van Helsing

Sie werden sich sicherlich fragen, wieso Sie dieses Buch nicht in die Hand nehmen sollen. Handelt es sich hierbei nur um eine clevere Werbestrategie? Nein, der Rat: **„Hände weg von diesem Buch!"** ist ernst gemeint. Denn nach diesem Buch wird es nicht leicht für Sie sein, so weiterzuleben wie bisher. Heute könnten Sie möglicherweise noch denken: *„Das hatte mir ja keiner gesagt, woher hätte ich denn das auch wissen sollen?"* Heute können Sie vielleicht auch noch meinen, dass Sie als Einzelperson sowieso nichts zu melden haben und nichts verändern können. Nach diesem Buch ist es mit dieser Sichtweise jedoch vorbei! Sollten Sie ein Mensch sein, den Geheimnisse nicht interessieren, der nie den Wunsch nach innerem und äußerem Reichtum verspürt hat, der sich um Erfolg und Gesundheit keine Gedanken macht, dann ist es besser, wenn Sie den gut gemeinten Rat befolgen und Ihre Finger von diesem Buch lassen.

ISBN 978-3-9807106-8-8 • 21,00 Euro

DIE KINDER DES NEUEN JAHRTAUSENDS

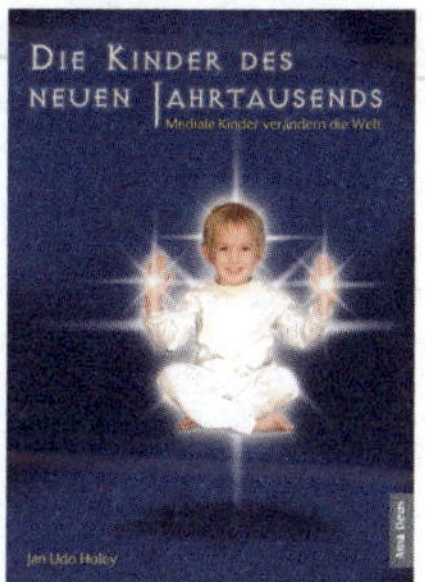

Jan van Helsing

Mediale Kinder verändern die Welt!

Der dreizehnjährige Lorenz sieht seinen verstorbenen Großvater, spricht mit ihm und gibt dessen Hinweise aus dem Jenseits an andere weiter. Kevin kommt ins Bett der Eltern gekrochen und erzählt, dass „der große Engel wieder am Bett stand". *Peter ist neun und kann nicht nur die Aura um Lebewesen sehen, sondern auch die Gedanken anderer Menschen lesen. Vladimir liest aus verschlossenen Büchern und sein Bruder Sergej verbiegt Löffel durch Gedankenkraft.*

Ausnahmen, meinen Sie, ein Kind unter tausend, das solche Begabungen hat? Nein, keinesfalls! Wie der Autor in diesem, durch viele Fallbeispiele belebten Buch aufzeigt, schlummern in allen Kindern solche und viele andere Talente, die jedoch überwiegend durch falsche Religions- und Erziehungssysteme, aber auch durch Unachtsamkeit oder fehlende Kenntnis der Eltern übersehen oder gar verdrängt werden. Und das spannendste an dieser Tatsache ist, dass nicht nur die Anzahl der medial geborenen Kinder enorm steigt, sondern sich auch ihre Fähigkeiten verstärken. Was hat es damit auf sich?

Lauschen wir den spannenden und faszinierenden Berichten medialer Kinder aus aller Welt.

ISBN 978-3-9807106-4-0 • 23,30 Euro

SCHUTZENGEL & CO

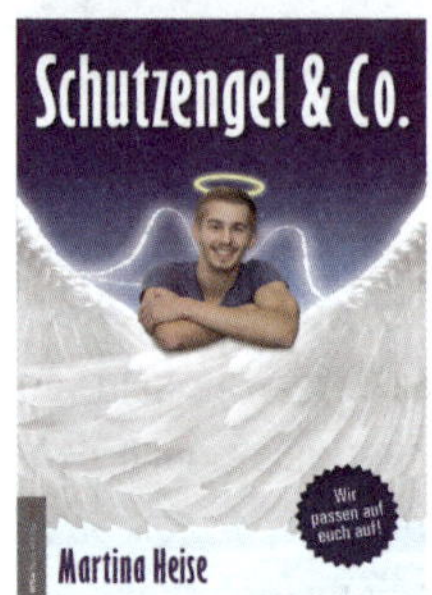

Martina Heise

Jeder Mensch hat einen Schutzengel

Wir werden von Engeln und anderen geistigen Wesen begleitet – jeden Tag. Doch nur wenige können diese bewusst wahrnehmen und mit ihnen kommunizieren. Martina Heise (ehem. Krämer) wurde mit dieser Gabe geboren und konnte von klein auf nicht nur ihren Schutzengel sehen, sondern auch die Seelen Verstorbener. Von ihrem Schutzengel wurde sie zum einen über den Sinn des Erdendaseins unterrichtet und zum anderen über die Mechanismen des Lebens, vor allem aber darüber, was im Jenseits auf uns wartet und wie wir uns das vorstellen können. In diesem Buch schildert Martina, wie sie lernte, mit den geistigen Wesen zu kommunizieren, welche Unterschiede es bei den feinstofflichen Wesen gibt, wie sie mit uns in Kontakt treten, uns Botschaften übermitteln und wie wir diese verstehen können. Sie erklärt auch die Gefahr, die von Besetzungen, Dämonen und anderen dunklen Wesen ausgeht und wie man diese beseitigen und unsere Häuser von solchen dunklen Energien befreien kann.

ISBN 978-3-938656-38-9 • 21,00 Euro

UNSICHTBAR

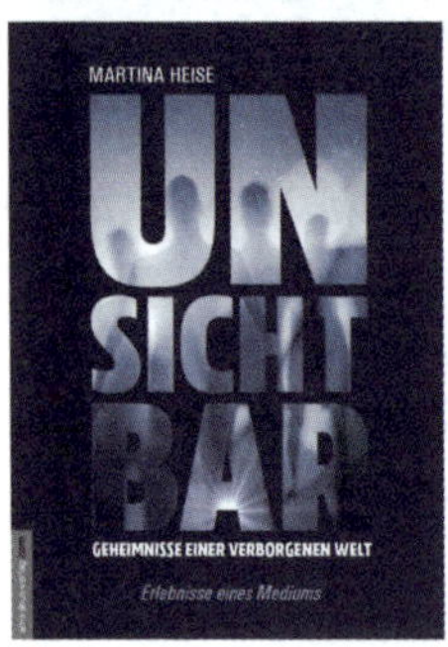

Martina Heise

Haben Sie nicht auch schon einmal Geschichten über eine verborgene Welt gehört – eine unsichtbare Welt, in der sich Verstorbene aufhalten, aber auch Geister und Dämonen? Oder haben Sie möglicherweise sogar selbst etwas sehr Außergewöhnliches erlebt, das sie nicht mit dem Verstand alleine erklären konnten?

Es gibt Menschen, die haben die Gabe – oft seit Geburt –, diese Welt wahrzunehmen und mit den dort lebenden Wesen und Verstorbenen zu kommunizieren. Martina Heise ist eine von ihnen. Nach dem Erfolg ihres Buches „Schutzengel & Co." lässt Martina uns teilhaben an zahlreichen Phänomenen, die sie mit Engeln, Verstorbenen und der geistigen Welt erlebt hat und greift dabei Phänomene auf, die viele von uns bereits erlebt haben, jedoch bislang nicht zuordnen konnten.

Spannend erzählt Martina nicht nur ihre Erlebnisse mit dem Übersinnlichen, sondern bietet gleichzeitig eine wunderbare Hilfe zur Lösung vieler Probleme an, unter anderem zum Thema Gesundheit, Partnerschaft, Indigokinder und unheimliche Phänomene in unserem Zuhause. Wie wichtig ist beispielsweise ein energetisch harmonisches Umfeld, speziell in Häusern und Wohnungen? Sieht unser Kind Geister oder Verstorbene oder hat es Visionen?

ISBN 978-3-938656-51-8 • 26,00 Euro

SELBSTHEILKRAFT

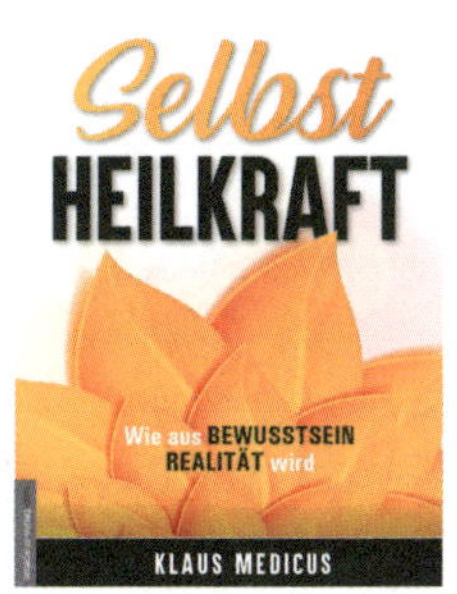

Klaus Medicus

Die Schlüssel zur Entfaltung höchster Potentiale
gesundheitlich – psychisch – spirituell

»Selbst-Heilkraft« ist das innovative Praxisbuch eines wirklichen Medicus unserer Zeit, das sich mit Leichtigkeit über künstlich gesetzte Grenzen klassischer Medizin, konventioneller spiritueller Leitfäden und des herkömmlichen Denkens hinwegsetzt. Wir sind frei, eine Revolution des Geistes zu erleben, mit der wir die Fesseln alltäglicher Propaganda hinsichtlich Gesundheit, Spiritualität, Gesellschaft, Umwelt und Politik sprengen. In jedem Menschen liegt ungeahntes Potential eigener Schöpferkraft verborgen, das es zu entdecken gilt. Der Medicus nimmt seine Leser mit auf eine faszinierende Reise in Weiten menschlichen Bewusstseins, auf der sich durch die Aktivierung der Zirbeldrüse Zugänge ins universelle Quantenfeld öffnen und die Kraft erlebter Gegenwärtigkeit direkt erfahrbar wird.

ISBN 978-3-938656-74-7 • 21,00 Euro

PFERDESTIMMEN

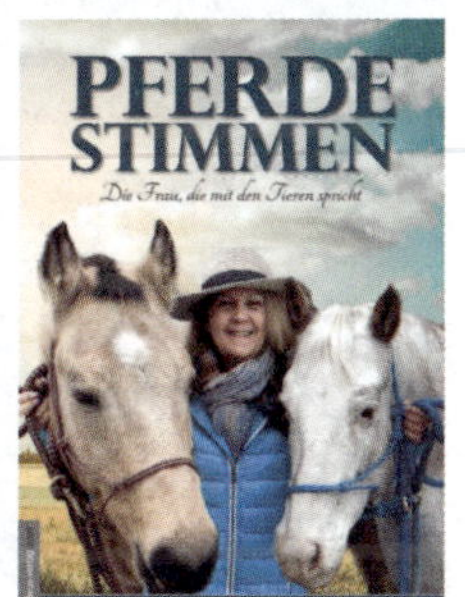

Paulien

Die Frau, die mit den Tieren spricht

Fragst Du Dich auch oft, was im Kopf Deines Haustiers vorgeht? Wir haben oft so viele Fragen an sie, wie zum Beispiel: Warum hat mein Hund oder meine Katze vor irgendetwas Angst? Warum verhält sie sich auf einmal anders? Wieso reagiert sie auf bestimmte Menschen aggressiv oder fühlt sich zu diesen hingezogen? Das spirituelle Medium Paulien erhält von den Tieren selbst die Antworten darauf – aufgrund einer angeborenen Begabung. Sie kann sich mit Tieren unterhalten, vor allem aber mit Pferden, da sie zu diesen den besten Zugang hat! Schon als Kind entdeckte sie ihre spirituellen Gaben und setzt diese so gut wie möglich ein, um Tieren, aber auch Menschen, zu helfen. Was sie durch die Kommunikation mit den Tieren erfährt, gibt sie an die Besitzer weiter, die dann entsprechend handeln können.

ISBN 978-3-938656-50-1 • 19,00 Euro

Alle hier aufgeführten Bücher erhalten Sie im Buchhandel oder bei:

ALDEBARAN-VERSAND

Tel: 0221 – 737 000 • Fax: 0221 – 737 001

Email: bestellung@buchversand-aldebaran.de

www.amadeus-verlag.de